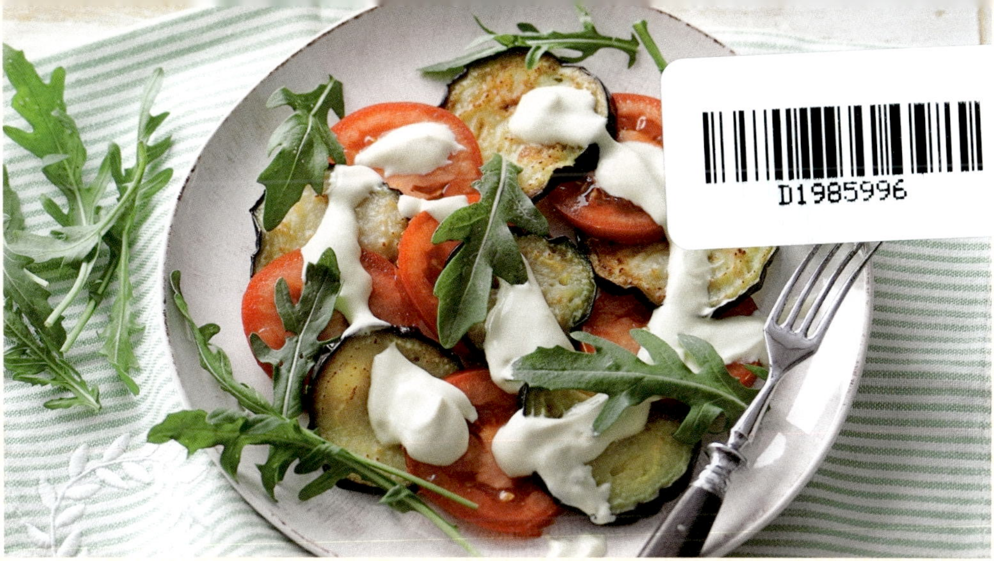

SERVICE

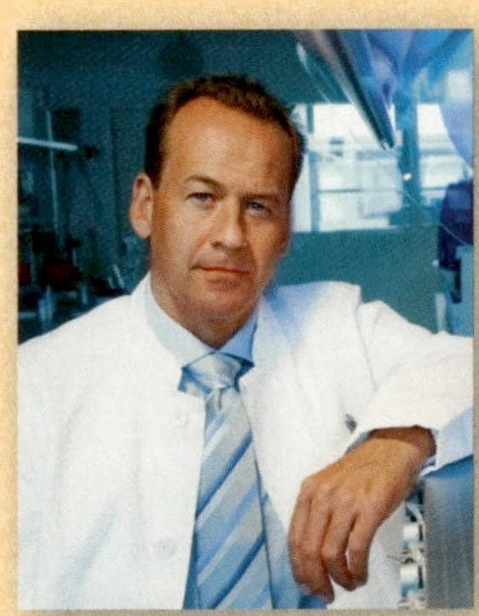

DR. RER. NAT. JOHANNES F. COY

Biologe und Krebsforscher

»Führen Sie vor einer Chemo- oder Strahlentherapie eine Ernährungsumstellung durch, um diese Therapien wirksamer und verträglicher zu machen.«

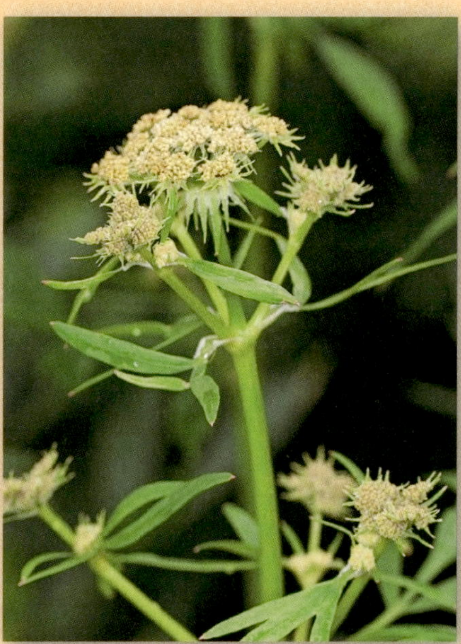

DR. RER. NAT. JOHANNES F. COY

DIE NEUE ANTI-KREBS-ERNÄHRUNG

Wie Sie das Krebs-Gen stoppen

THEORIE

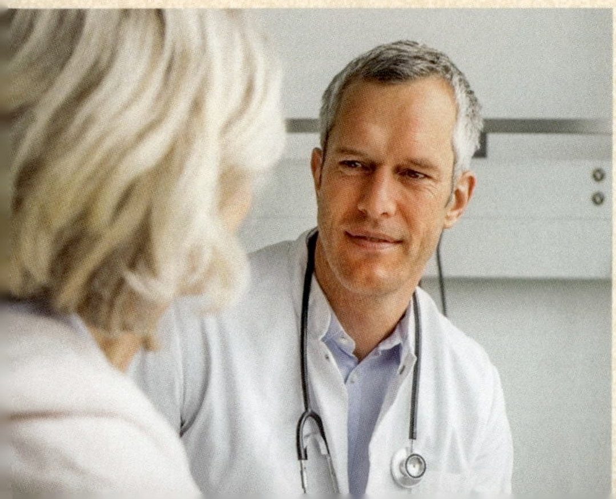

PRAXIS

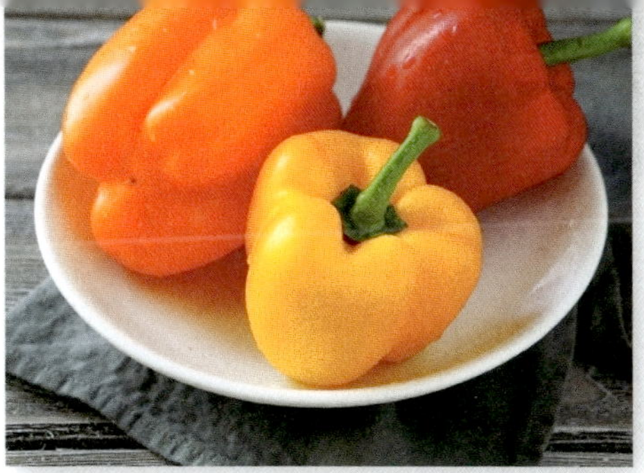

AKTIV GEGEN KREBS

Als im September 2009 die erste Auflage des Buches »Die neue Anti-Krebs-Ernährung« veröffentlicht wurde, bezweifelten viele Laien und Wissenschaftler noch vehement, dass man mithilfe der Ernährung etwas gegen Krebs bewirken könne. Sieben Jahre später ist klar, dass die Ernährung für das Entstehen und das Zurückkehren von Krebserkrankungen eine wichtige Rolle spielt. Und man weiß, dass die richtige Ernährung für die Wirksamkeit von Krebstherapien von entscheidender Bedeutung ist.
Man kann Krebszellen nicht aushungern, aber man kann ihren Stoffwechsel vor der Behandlung so verändern, dass die Empfindlichkeit für Strahlen- und Chemotherapien steigt und sich so die Heilungschancen deutlich verbessern. Der Weg dorthin ist der Verzicht auf Kohlenhydrate wenige Tage vor dem Start einer Strahlen- oder Chemotherapie, um den Körper in eine ketogene Stoffwechsellage zu versetzen.
Nach einer erfolgreichen Therapie ist es ebenfalls sinnvoll, die Kohlenhydratmenge zu reduzieren und solche Kohlenhydrate zu bevorzugen, die den Blutzucker nicht stark erhöhen. Denn ein erhöhter Blutzucker- und Insulinspiegel steigert das Krebsrisiko und die Wahrscheinlichkeit, an Krebs zu versterben.
Auch für Gesunde sind ein stabiler Blutzuckerspiegel sowie eine moderate Aufnahme an Kohlenhydraten empfehlenswert. Sie reduzieren nämlich nicht nur das Risiko für die Entstehung von Krebs, sondern auch von Fettleibigkeit, metabolischem Syndrom, Diabetes, Herz-Kreislauf-Erkrankungen und Alzheimer. Eine konsequente Anti-Krebs-Ernährung ist daher nicht nur sinnvoll, sondern (lebens)notwendig. Nutzen Sie diese Chance und werden Sie aktiv. Ich wünsche Ihnen dabei alles Gute und viel Erfolg!

Dr. Johannes Coy

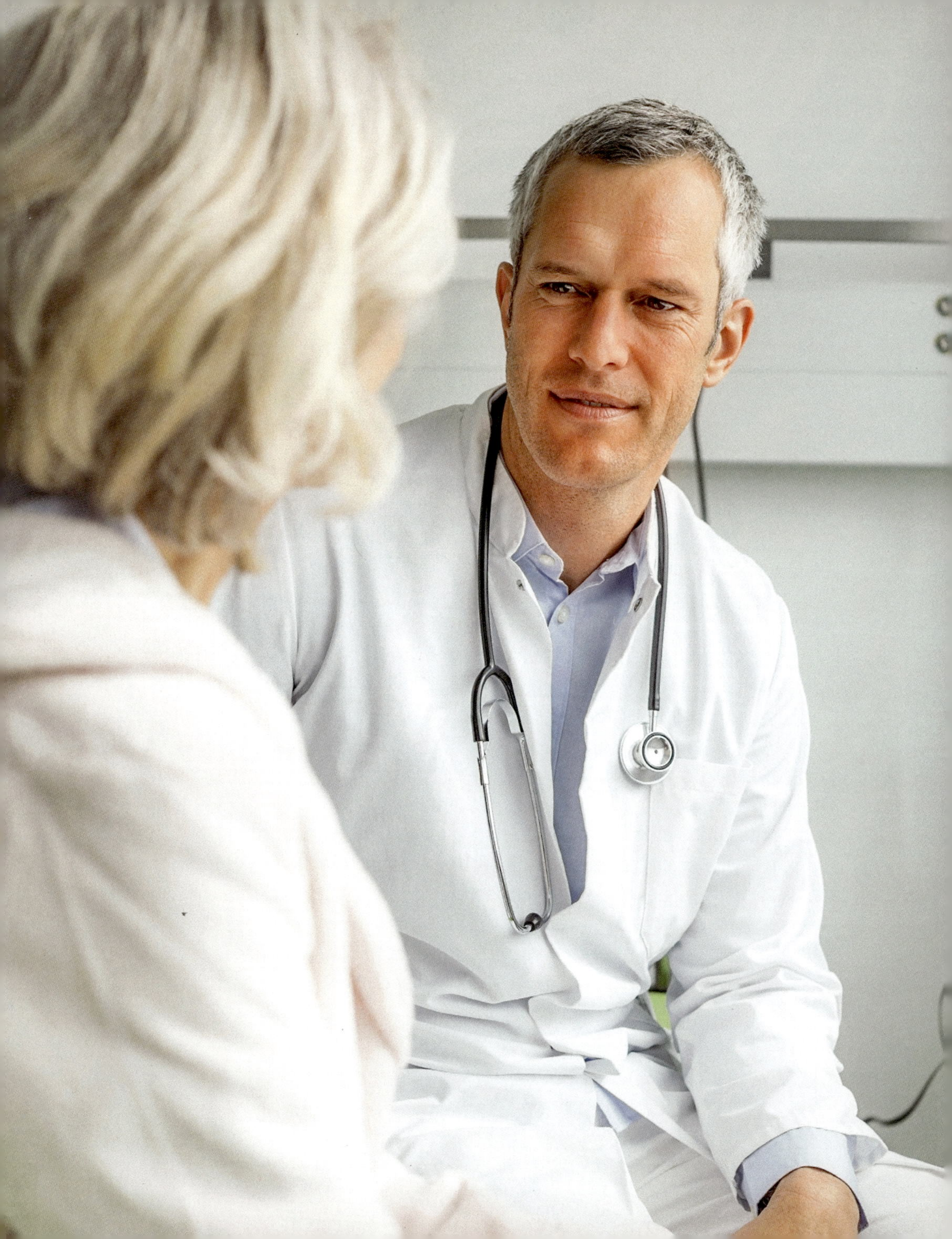

DER FEIND IM KÖRPER

DER STOFFWECHSEL PRÄGT NICHT NUR DAS ALLGEMEINE WOHLBEFINDEN, SONDERN BESTIMMT AUCH DIE GESUNDHEIT UND LEBENSERWARTUNG. SOGAR AUF KREBSERKRANKUNGEN HAT ER EINEN WESENTLICHEN EINFLUSS.

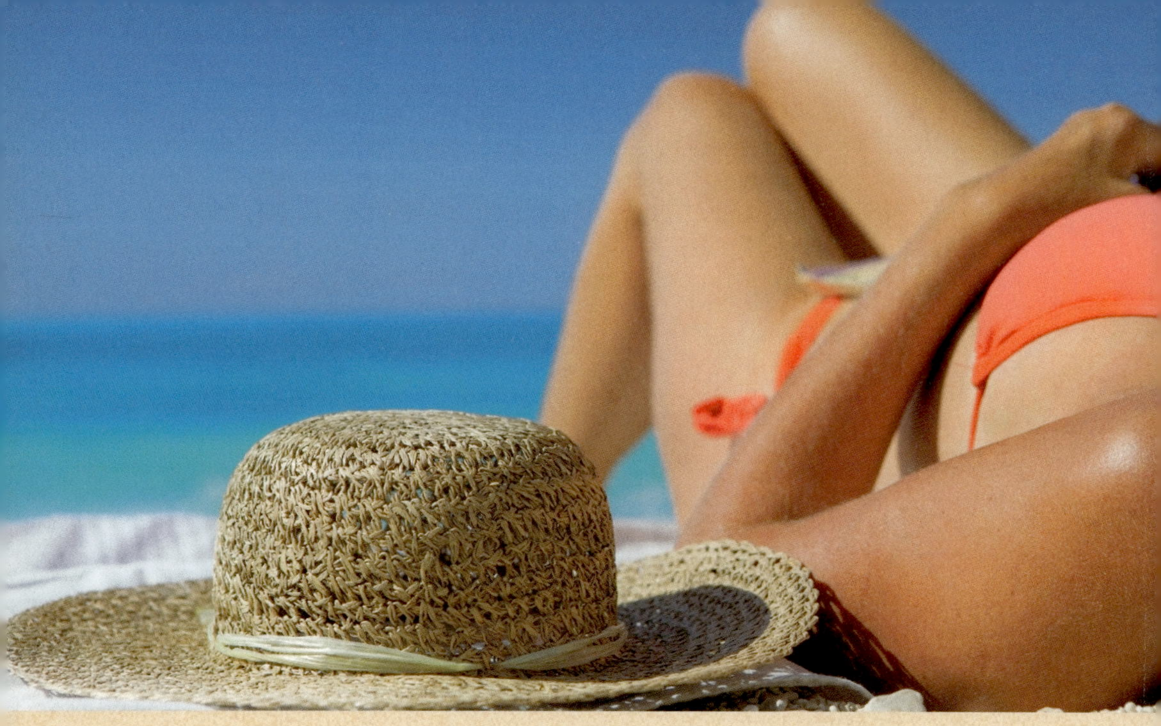

WIE KREBS ENTSTEHT

Unser Körper gleicht einer riesigen Baustelle: In jeder Sekunde werden etwa zwischen 10 und 50 Millionen alte, verbrauchte und geschädigte Körperzellen abgebaut und durch neue, funktionstüchtige ersetzt. Auf diese Weise erneuert und regeneriert sich unser Organismus und wirkt dem natürlichen Alterungsprozess entgegen. Die Zellen der Leber zum Beispiel erneuern sich so oft, dass sich unser größtes Entgiftungsorgan quasi 17-mal im Jahr völlig neu aufbaut. Die Haut erneuert sich innerhalb von rund 14 Tagen komplett, indem sie alte, abgestorbene Hautzellen abstößt, während neue aus der Keimschicht der Oberhaut nach oben »drängen«. Je stärker die Schädigung der äußeren Hautzellen durch intensive UV-Strahlung ist, desto stärker vollzieht sich dieser Regenerationsprozess. Sie können dies sehr gut bei einem Sonnenbrand beobachten.

Auch die für die Immunabwehr lebenswichtigen weißen Blutkörperchen erneuern sich ständig. Nur sehr wenige Zellarten, wie Nervenzellen, und das Gehirn, erneuern sich bis auf ein extrem geringes Maß nicht.

Bauplan des Lebens

Um diesen ständigen Kreislauf aufrechtzuerhalten, verfügt fast jedes Organ und Gewebe über Stammzellen, die in der Lage sind, sich zu teilen und neue Zellen zu bilden. Jede Körperzelle teilt sich dabei nach demselben Prinzip: Zunächst müssen sämtliche Zellstrukturen und -inhalte, inklusive der Kern-DNA (Trägerin der Erbinformation), verdoppelt und anschließend auf die beiden aus der Ausgangszelle entstehenden Tochterzellen aufgeteilt werden.

Auf der winzigen DNA ist der gesamte genetische »Bauplan« eines Menschen gespeichert. Die DNA besteht aus zwei parallel laufenden Genfäden, die in Form einer Doppelhelix umeinandergewunden sind und die durch Anziehungskräfte wie durch eine Art Querstreben miteinander verbunden sind. Jeder der beiden Genfäden stellt gewissermaßen die Sicherungskopie des anderen dar: Tritt auf einem der Stränge ein Fehler auf, wird er durch die fehlerfreie Kopie auf dem anderen Strang ausgeglichen. Die Querstreben dieser Doppelhelix bestehen aus vier Bausteinen: Adenin, Cytosin, Guanin und Thymin (abgekürzt durch A, C, G, T), die wie Buchstaben in einer bestimmten Reihenfolge verknüpft sind. Diese Reihenfolge enthält die gesamte für das Leben notwendige Information. Die wichtigste Informationsuntereinheit ist hierbei das Gen. Es stellt in der Regel die Bauanleitung für den Körperbaustein Eiweiß dar.

Die Genfäden des Menschen sind auf 46 Chromosomen in den Zellkernen der Zellen verteilt; insgesamt passen auf alle menschlichen Chromosomen 3 000 000 000 dieser Buchstaben. Ihre spezifische Reihenfolge bestimmt das Verhalten der Zelle und übersetzt ihre genetische Information in eine »Bauanleitung« für Eiweiße (Proteine), die zum Beispiel als Eiweißbausteine der Zellen, für die Kommunikation der Zellen untereinander oder als Enzyme dienen. Ein

INFO

FOLGEN DER EVOLUTION

Der Mensch ist seit hunderttausend Jahren perfekt für den Kampf ums Überleben ausgerüstet. Doch vor allem in den letzten Jahrzehnten haben sich Lebensstil und Essgewohnheiten so rasant verändert, dass sich unser Stoffwechsel nicht mehr daran anpassen konnte. Die Folgen dieses nicht »artgerechten« Lebens sind Zivilisationskrankheiten wie Krebs.

wichtiger Teil der Enzyme wird benötigt, um die Substanzen aus der Nahrung so umwandeln zu können, dass die Zelle sie nutzen kann. Enzyme können aber auch Stoffe in Zellen nach Bedarf umbauen.

Mutationen: kleine Fehler mit großer Wirkung

Beim Kopieren dieser langen Buchstabencodes können sich bei jeder Zellteilung Fehler einschleichen. Diese Ablesefehler in der DNA-Kopie werden als Mutation bezeichnet. Dabei kann bereits eine einzige Änderung unter den drei Milliarden Buchstaben eine Zelle schwer schädigen oder gar absterben lassen. Denn das fehlerhafte Duplikat stellt selbst wieder Proteine her, welche die ihnen zugedachte Aufgabe im Körper nicht ordnungsgemäß erfüllen. Die Auswirkungen solcher Kopierfehler können enorm sein, wenn sie zum Beispiel Geschlechtszellen betreffen, oder kaum auffallen, wenn nur eine »normale« Körperzelle davon betroffen ist.

INFO

FOLGENSCHWERER FEHLER

Ein einziger falsch kopierter Buchstabe kann den Sinn eines Satzes ändern oder zunichtemachen. So erhält etwa der folgende Satz durch die Änderung des Buchstabens »i« zu »e« in dem Wort »stillt« einen komplett anderen Sinn: »Die Mutter stillt ihr Kind« wird zu »Die Mutter stellt ihr Kind« – ein winziger Fehler mit großer Auswirkung.

Eine Tumorzelle entsteht

Kommt es während der Zellteilung jedoch zu einer Mutation in Genabschnitten, die für die Wachstumskontrolle der Zelle verantwortlich sind, kann eine unkontrolliert wachsende Zelle entstehen, die damit schon eine Vorstufe zu einer Tumorzelle darstellt. Zum Glück ist der Körper auf die gar nicht so seltene Art dieser Mutationen vorbereitet: Mithilfe spezieller Mechanismen hört die Zelle meist auf zu wachsen, sobald sie ihre Nachbarzelle berührt (Kontaktinhibition).

Von der Tumorzelle zum Tumor

Allerdings kann es passieren, dass während der folgenden Verdopplung einer solchen Vorstufe einer Tumorzelle weitere Mutationen auftreten. Damit können weitere »Kontrollschalter« beschädigt werden, die Wachstum, Teilung und Selbstzerstörung steuern. So entzieht sich die Tumorzelle der Kontrolle von regulierenden Signalen und wächst ungebremst weiter. Die Natur hat aus diesem Grund für ungebremst wachsende Zellen eine Art Selbstzerstörungsprogramm vorgesehen: den programmierten Zelltod (Apoptose). Ist die Zelle abgestorben, ist auch das Problem gelöst. Kommt es allerdings ausgerechnet bei denjenigen Genen, die die Apoptose steuern (zum Beispiel das p53-Gen), zu Mutationen, greift auch dieses ausgefeilte Sicherheitssystem nicht. Eine entsprechend mutierte Zelle beginnt unkontrolliert zu wachsen. Sie teilt sich ungebremst weiter und verdrängt ihre gesunden Nachbarzellen. Ein gutartiger Tumor ist entstanden, der das umgebende Gewebe zwar zur Seite schiebt, es aber nicht aktiv zerstört.

Wenn ein Tumor zu Krebs wird

Tagtäglich bilden sich im Körper bis zu einige Hundert Zellen, deren Mutationen zu unkontrolliertem Wachstum führen. Meistens bemerken wir davon nichts, denn die entarteten und damit unkontrolliert wachsenden Zellen haben einen mächtigen Gegner: das körpereigene Immunsystem. Es kann Tumorzellen anhand bestimmter Strukturen auf der Oberfläche von deren Zellmembran aufspüren und unschädlich machen – keine leichte Aufgabe, denn die geschädigten Zellen sind den gesunden noch immer sehr ähnlich. Unter normalen Umständen jedoch bewältigt ein schlagkräftiges Immunsystem diese Herausforderung. Erst wenn Tumorzellen um sich herum einen »Schutzschild« aus Milchsäure bilden, können sie den Angriff des Immunsystems abwehren. Dazu stellen sie ihren Stoffwechsel von Verbrennung auf Vergärung um ▸ **siehe Seite 15 f.** Weil die Zellen mithilfe der Milchsäure auch das umgebende gesunde Gewebe aktiv auflösen, können sie in dieses hineinwachsen und so Platz für sich schaffen. Aus dem anfangs relativ harmlosen Zellhaufen hat sich ein bösartiger (maligner) Tumor entwickelt. Erst jetzt sind die Krebszellen in der Lage, sich über die Blutbahn im gesamten Körper

INFO

DAS BEGÜNSTIGT TUMORZELLEN

Die Faktoren können zur Bildung ungebremst wachsender Zellen führen:

- mutationsauslösende Chemikalien (z. B. bestimmte Farben, Weichmacher, Pestizide)
- radioaktive Strahlung
- elektromagnetische Wellen (z. B. Radarstrahlen)
- erhöhte UV-Strahlen-Belastung
- bestimmte Bakterien (z. B. Helicobacter pylori, welche die Bildung von Magentumoren fördern)
- bestimmte Viren (z. B. humane Papillomaviren / HPV, die Gebärmutterhalstumoren fördern)
- bestimmte Pilze (z. B. Aspergillus flavus, der den krebserregenden Giftstoff Aflatoxin bildet)
- krebsauslösende Substanzen in Lebensmitteln (Nitrosamine)
- Zigarettenrauch

auszubreiten. Der Tumor streut, Metastasen entstehen. Der Patient hat nun Krebs.

SECHS UNIVERSELLE KENNZEICHEN VON KREBS

Verdrängend wachsende Tumoren sind gutartig und werden nicht als Krebsgeschwür bezeichnet. Erst wenn bei Tumoren die folgenden Kriterien erfüllt sind, spricht man von Krebs:

- Unabhängigkeit von äußeren Wachstumssignalen
- Blockade des programmierten Zelltods
- Unempfindlichkeit gegenüber wachstumshemmenden Signalen
- andauernde Neubildung von Blutgefäßen
- unbegrenzte Teilungsfähigkeit
- Gewebeinvasion und Metastasierung

WICHTIG

DIE PSYCHE HAT EINFLUSS AUF DIE GESUNDHEIT

Auch wenn gesicherte Studien fehlen: Es gibt einen Zusammenhang zwischen der Entstehung von Tumoren und der Psyche. Wer entspannt und unbeschwert ist und sich im Kreise seiner Familie und Freunde wohl behütet weiß, stärkt sein Immunsystem. Nur wenn dieses stark genug ist, kann es mutierte Zellen aufspüren und vernichten. Angst, Stresssituationen, Hilflosigkeit, soziale Isolation und andere psychische Probleme schwächen dagegen die körpereigene »Gesundheitspolizei«.

Tatsächlich Krebs?

Ob ein gutartiger Tumor wieder verschwindet oder aus ihm sogar tatsächlich Krebs wird, hat sehr viel mit dem Ernährungs- und Lebensstil zu tun. So beeinflussen zum Beispiel die Kohlenhydratmenge in der Nahrung sowie die Stärke und Häufigkeit des Blutzuckeranstiegs, ob sich ein Tumor oder gar Krebs entwickelt ▸ siehe Seite 26 ff. Gleichzeitig kann durch die Aufnahme von Antikrebsstoffen aus Pflanzen (Phytopharmaka) die Auslösung des Selbstmordprogramms in Tumorzellen (Apoptose) erleichtert werden. Dadurch können Tumoren eliminiert werden, noch bevor daraus ein Krebsgeschwür entsteht.

DIE FRÜHZEITIGE DIAGNOSE ERHÖHT DIE HEILUNGSCHANCEN

Daher ist es auch so wichtig, dass gutartige Tumoren und deren Vorstufen möglichst frühzeitig festgestellt werden. Bisher erfolgte bei Verdacht auf Krebs fast immer ein minimalinvasiver Eingriff, um eine kleine Gewebeprobe zu entnehmen (Biopsie). Ein neues Diagnoseverfahren nutzt nun erstmals das körpereigene Immunsystem: Es gibt dort Zellen, die darauf spezialisiert sind, fremde oder unerwünschte Zellen zu erkennen und aufzufressen. Daher werden diese Immunzellen auch Fresszellen (Makrophagen) genannt. Makrophagen erkennen Tumorzellen und wandern aus dem Blut in das Gewebe ein, wo sich Tumorzellen befinden. Sie umschließen diese, verdauen sie und machen sie dadurch unschädlich. Anschließend wandern die Fresszellen zurück ins Blut, wo sie auf ihren nächsten »Einsatz« warten. Da das Verdauen der Tumorzellen ein länger andauernder Prozess ist, lässt sich durch lasergestützte Verfahren der »Mageninhalt« der Fresszellen analysieren. Durch den Nachweis bestimmter Eiweiße in den Makrophagen erkennt man, ob es sich bei der gefressenen Zelle um eine Tumor- oder sogar schon um eine Krebszelle handelt.

Ist der Befund positiv, wird die Wucherung in der Regel chirurgisch entfernt. Darüber hinaus versucht man, mittels Chemo- und/oder Strahlentherapie möglicherweise bei der Operation nicht entfernte Tumor- oder Krebszellen abzutöten. Die Heilungschancen sind dabei umso besser, je früher ein entarteter Zellhaufen erkannt wird. Nutzen Sie daher regelmäßig die angebotenen Vorsorgeuntersuchungen und Tests.

UNTERSCHIEDLICHE ENERGIEFREISETZUNG

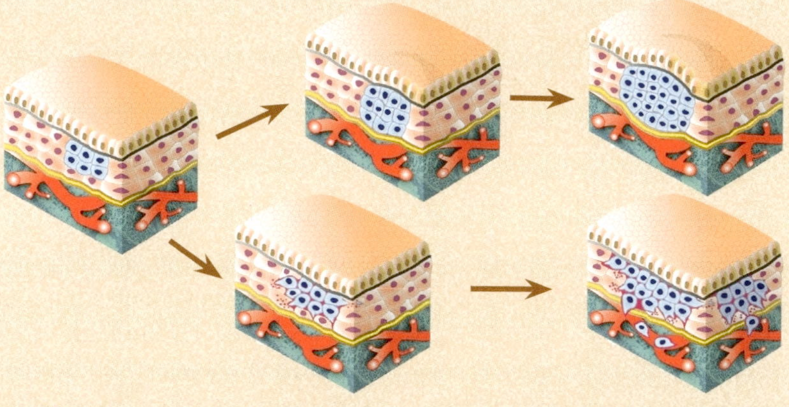

Solange Tumorzellen ausreichend mit Sauerstoff versorgt werden und »normal« verstoffwechseln, sind sie gutartig. Sie wachsen lokal und schieben nur die gesunden umgebenden Zellen zur Seite (oben). Erst wenn die Tumorzellen auf Vergärung umstellen, wachsen sie invasiv: Es entwickelt sich Krebs, der das umgebende gesunde Gewebe zerstört und sich über Lymph- und Blutbahnen im Körper ausbreitet (unten).

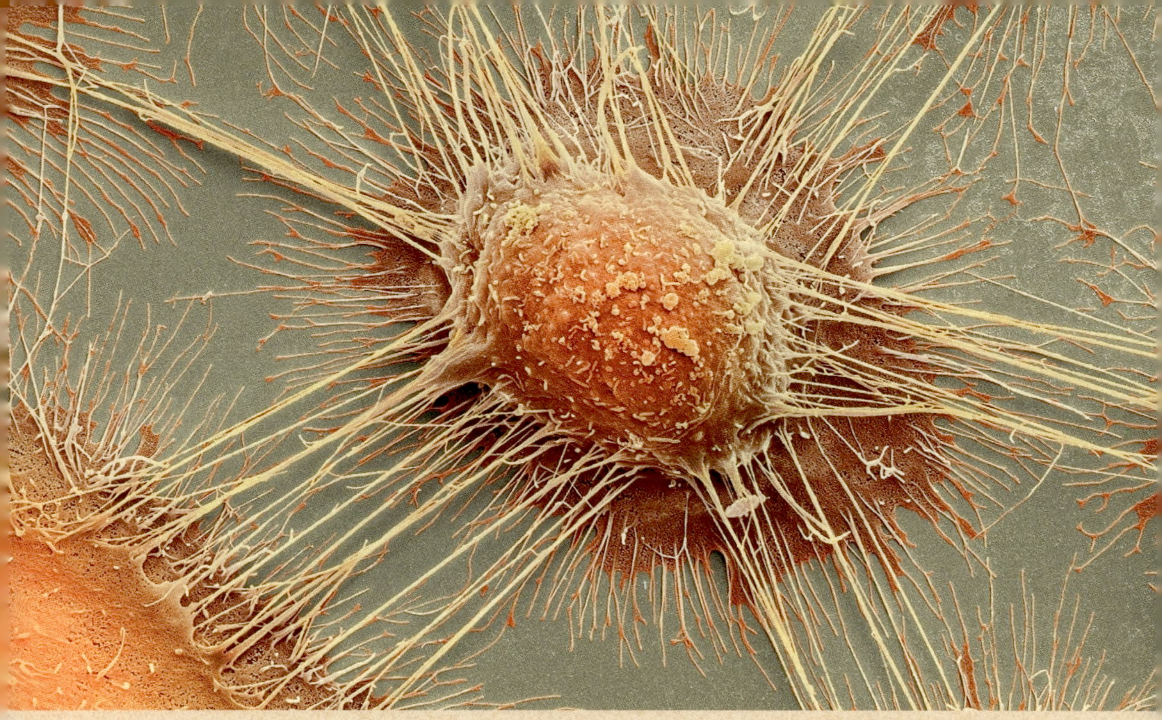

DER STOFFWECHSEL DER KREBSZELLE

Lange Zeit gingen Medizin und Wissenschaft davon aus, dass es im Hinblick auf bösartige Krebsgeschwüre keinen kleinsten gemeinsamen Nenner gibt. Man vertrat die Meinung, dass für jedes Karzinom eine eigene Therapie nötig sei. In den letzten Jahren hat sich jedoch zunehmend herauskristallisiert, dass sich in allen der heute bekannten 230 Krebsarten bestimmte Genmutationen nachweisen lassen, die den Stoffwechsel der Krebszellen auf identische Weise verändert haben. Daher sind immer mehr Krebsforscher der Meinung, dass Krebs vor allem durch den Stoffwechsel beeinflusst wird. Denn unabhängig davon, was die Bildung von Tumorzellen auslöst: Damit aus ihnen aggressive Krebszellen werden, verändern sie ihren Stoffwechsel. Die Tumorzellen gewinnen daraufhin die zum Wachstum nötige Energie nicht mehr wie bisher durch Verbrennung, sondern durch Vergärung. Dieser Mechanismus der Veränderung ist in allen Krebszellen identisch.

Unterschiedliche Wege der Energiegewinnung

Rund um die Uhr laufen in unserem Körper unzählige Stoffwechselaktivitäten ab. Damit die Zellen ausreichend mit Energie versorgt werden können, müssen die Nährstoffe, die wir mit der Nahrung zu uns nehmen, in den Mitochondrien (Energiekraftwerke der Zellen) verbrannt werden. Die Mitochondrien funktionieren im Prinzip wie kleine Brennstoffzellen: Indem sie Wasserstoff mithilfe von Sauerstoff zu Wasser verbrennen, setzen sie die benötigte Energie frei. Die Verbrennung ist eine äußerst effektive Form der Energiefreisetzung, weil die Brennstoffe vollständig verstoffwechselt werden und damit der größtmögliche Energiegewinn erzielt wird. Daher wird der überwiegende Teil der Energie, die für die Aufrechterhaltung unserer lebensnotwendigen Körperfunktionen benötigt wird, auf diese effiziente Art freigesetzt.

Energiegewinnung mit und ohne Sauerstoff

Um dem Organismus den für die Verbrennung nötigen Sauerstoff zur Verfügung zu stellen, atmen wir ununterbrochen ein und aus. Ohne Atemluft würde der Körper bereits nach wenigen Minuten zusammenbrechen und wie eine Flamme unter einem Glas ersticken. Doch auch wenn wir beschleunigt atmen und viel Sauerstoff in die Lungen pumpen (Hyperventilation), kann es im Körper zu einer kurzfristigen Sauerstoffunterversorgung kommen. Dies ist zum Beispiel der Fall, wenn wir sehr schnell rennen und nicht ausreichend Sauerstoff in unsere Muskulatur gelangt. Die Muskeln benötigen dann einfach mehr Energie, als über die Verbrennung freigesetzt werden kann, Sauerstoff ist damit der begrenzende Faktor. Dieser Einschränkung entgegnet der Organismus zumindest teilweise mit einem Trick:

INFO

DER HERZMUSKEL IST FIXIERT AUF DIE VERBRENNUNG

Aufgrund der räumlichen Nähe zur Lunge sind Herzmuskelzellen immer ausreichend mit Sauerstoff versorgt. Daher ist es auch für Herzmuskelzellen nicht notwendig, auf die Vergärung umzuschalten. Als Folge wird die Entstehung von Herzmuskelkater sowie von Herzkrebs vermieden. Es gibt zwar gutartige Tumoren am Herzen, aber die Herzkrebsrate ist so niedrig, dass fast niemand an Herzkrebs stirbt.

Sobald die Muskelzelle nicht genügend oder keinen Sauerstoff mehr zur Verfügung hat, schaltet sich als Notprogramm eine sauerstoffunabhängige Energiegewinnung ein: die Vergärung. Sie versorgt die Zellen sofort mit neuer Energie. Dazu muss die Zelle auf den schnell verfügbaren Zucker (Glukose) aus der Nahrung zurückgreifen. Er kann im Gegensatz zu Fett nicht nur verbrannt, sondern auch vergoren werden.
Bei der Vergärung entsteht in den Zellen Milchsäure, die über die Blutbahn in die Leber gelangt, wo sie unter Energieaufwand wieder zu Glukose (Zucker) umgebaut und dann zu den Zellen zurücktransportiert wird. Sobald wieder ausreichend Sauerstoff zur Verfügung steht, wird die Vergärungsreaktion gestoppt. Die Zellen gewinnen die Energie dann wieder wie gewohnt durch Verbrennung in den Mitochondrien.

INFO

MILCHSÄURE

Bestimmt haben Sie die Folgen einer Muskelübersäuerung durch Milchsäure schon am eigenen Leib gespürt: Wenn Sie im anaeroben (sauerstoffarmen) Bereich trainieren, sich also sehr schnell bewegen oder sehr viel Kraft einsetzen, schaltet der Körper aufgrund der unzureichenden Sauerstoffversorgung auf Vergärung um. Die anfallende Milchsäure verursacht gemeinsam mit winzigen Verletzungen der Muskelfasern Muskelkater.

Ein dritter Weg zur Energiegewinnung

Bereits 1924 hatte der deutsche Biochemiker und Mediziner sowie spätere Nobelpreisträger Otto Warburg (1883 – 1970) nachgewiesen, dass für den Zuckerstoffwechsel von Karzinomen typisch ist, dass Glukose auch in Anwesenheit von Sauerstoff zu Milchsäure vergoren wird (aerobe Glykolyse / Warburg-Effekt). Warburg vermutete als Ursache dafür eine mitochondriale Störung der Zelle und sah darin die eigentliche Krebsursache. Bis zu seinem Tod wurde Warburgs Theorie zur Krebsentstehung von den meisten Krebsforschern negiert. Über viele Jahrzehnte änderte sich daran nichts.
Erst die Entdeckung des TKTL1-Gens 1995 im Rahmen eines Genomanalyseprojekts, initiiert von Nobelpreisträger Professor Harald zur Hausen, und die Entdeckung im Jahr 2005, dass das TKTL1-Gen die biochemische Basis des Warburg-Effekts darstellt, ließ dessen Reinterpretation zu.

VERGÄRUNG IST NICHT GLEICH VERGÄRUNG

TKTL1 ist eine Genkopie des normalen Transketolase-Gens (TKT), das im Lauf der Evolution einschneidende Mutationen er-

fahren hat. Dadurch ist eine neue Stoffwechselreaktion möglich, bei der aus Glukose Milchsäure und Acetyl-Coenzym A gebildet werden können (TKTL1-Stoffwechsel). Die von dem TKTL1-Gen gesteuerten biochemischen Reaktionen sind die Grundlage eines Stoffwechsels, der eine Schutzfunktion ausübt, indem die Radikalbildung (Radikale sind aggressive Sauerstoffmoleküle) und Apoptose (programmierter Zelltod) unterdrückt werden.
Die schützende Rolle des TKTL1-Gens wurde durch Studien eindrucksvoll unter Beweis gestellt. So führt ein Fehlen des TKTL1-Stoffwechsels zu erhöhter Radikalproduktion und DNA-Schäden und als Folge zu einer schnellen Alterung des Menschen (Werner-Syndrom). TKTL1 spielte ferner eine entscheidende Rolle bei der Entwicklung von kognitiven Fähigkeiten des Homo sapiens; es gehört zu den fünf wichtigsten Genen des Menschen.

Krebszellen können sich schützen

TKTL1 und die von ihm gesteuerte biochemische Reaktion ist, anders als von Warburg postuliert, aber nicht die Ursache für Krebs, sondern ein genereller Schutzmechanismus in Zellen. Die Umschaltung auf den TKTL1-Stoffwechsel ermöglicht ihnen, sich vor Radikalen, DNA-Schäden und Zelltod zu schützen. Deshalb nutzen besonders empfindliche Körperzellen wie Keimzellen (Hoden), Netzhautzellen (Retina), Nervenzellen (Neuronen, Gehirn) oder die Zellen der Blutgefäße (Endothelzellen) diesen Stoffwechsel zur Energiegewinnung.
Auch Tumorzellen können diesen Stoffwechsel aktivieren und so zu aggressiven Krebszellen werden, die nur schwer abgetötet werden können. Denn was bei gesunden Zellen gewollt ist, ist aus Sicht der Tumorzelle ebenfalls richtig. Sie schützt sich vor Radikalen, DNA-Schäden und dem Zelltod und wird damit unempfindlich (resistent) gegen Strahlen- und Chemotherapien.
Dabei gibt es unterschiedliche Auslöser, die zu einer Umschaltung der Energiegewinnung auf den TKTL1-Stoffwechsel führen. Zum einen kann diese durch eine Unterversorgung mit Sauerstoff ausgelöst werden. Liegt eine Zelle nur einen zehntel Millimeter von einem Sauerstoff transportierenden Blutgefäß (Kapillare) entfernt, besteht bereits das Risiko für eine gefährliche Sauerstoffunterversorgung. Damit die von den Blutgefäßen abgewandten Tumorzellen nicht absterben, schalten sie ihre Energiegewinnung einfach auf den sauerstoffunabhängigen TKTL1-Stoffwechsel um.
Studien haben des Weiteren gezeigt, dass sogar Strahlen- und Chemotherapien eine Umschaltung der Energiegewinnung auf den TKTL1-Stoffwechsel auslösen können. Daher ist bei ihrem Einsatz unbedingt darauf zu achten, dass alle Krebszellen abgetötet werden. Sonst besteht die Gefahr, dass Krebszellen den TKTL1-Schutzmechanis-

INFO

KREBS – EINE MODERNE KRANKHEIT

Prähistorische Knochenfunde geben keine Hinweise auf Krebserkrankungen bei unseren Urzeitahnen, die sich in Form von Knochenmarkmetastasen manifestiert hätten. Das könnte bedeuten, dass Krebs eine Folge des modernen Lebensstils ist.

Krebs konnte und kann bisher nur bei Menschen nachgewiesen werden, die sich mit reichlich Getreideprodukten und / oder Zucker ernähr(t)en. Übereinstimmend hiermit wurden die ersten Fälle von Krebs zuerst in Hochkulturen mit Ackerbau beschrieben (Mesopotamien / Irak, Persien / Iran und Ägypten).

mus aktivieren, resistent werden und damit nicht mehr abgetötet werden können. Inzwischen gibt es zwar auch moderne, zielgerichtete Therapien, die die Blutgefäßbildung und so die Versorgung des Tumors mit Nährstoffen und Sauerstoff hemmen – und damit sein Wachstum. Die Strategie funktioniert zunächst sehr gut. Nach einer gewissen Zeit entwickelt der Tumor jedoch eine Resistenz und wächst schneller und aggressiver als zuvor, weil er förmlich gezwungen wird, auf einen sauerstoffunabhängigen Stoffwechsel (TKTL1-Stoffwechsel) umzuschalten. Da das Endprodukt dieses Stoffwechsels (Milchsäure) das gesunde umgebende Gewebe zerstört, wächst der Tumor dann invasiv, wird zum Krebsgeschwür und bildet durch die sich ausbreitenden Krebszellen Fernmetastasen. Gleichzeitig hemmt die vom TKTL1-Stoffwechsel gebildete Milchsäure den Angriff des körpereigenen Immunsystems.

DER TKTL1-STOFFWECHSEL UNTERSTÜTZT KREBSZELLEN

Mit der Umschaltung auf den TKTL1-Stoffwechsel haben Krebszellen gleich mehrere Vorteile. Sie werden unempfindlich (resistent) gegenüber …

- … Radikalbildung und schützen sich so vor DNA-Schäden und dem Abgetötetwerden durch Strahlentherapien.
- … dem programmierten Zelltod (Apoptose), da der Schalter für den programmierten Zelltod in den Mitochondrien blockiert und so die Krebszelle nicht mehr abgetötet wird.
- … Medikamenten, die die Blutgefäßbildung hemmen (Anti-Angiogenesetherapien), da der TKTL1-Vergärungsstoffwechsel ein Wachstum auch ohne Sauerstoff möglich macht.
- … Angriffen des Immunsystems (natürliche Killerzellen), weil die gebildete Milchsäure wie ein Schutzschild wirkt.

Die aggressiven Krebszellen halten jedoch nicht nur den körpereigenen Abwehrkräften stand. Sie werden außerdem unempfindlich gegenüber herkömmlichen Behandlungsmethoden wie Strahlen- und Chemotherapie. Ziel der Ersteren ist es, das Geschwür durch massive Radikalbildung zu zerstören. Dies gelingt jedoch nur bei jenen Tumorzellen, die noch nicht auf Vergärung umgestellt haben. Bei den bereits mutierten Krebszellen werden die gebildeten Radikale durch Stoffwechselprodukte der Vergärung (etwa Pyruvat) neutralisiert. Gleichzeitig schützt das Anschalten der Vergärung und das Abschalten der Verbrennung vor dem programmierten Zelltod – und macht die Krebszellen damit auch unempfindlich gegen Chemotherapien.

ENERGIEGEWINNUNG DER KREBSZELLE

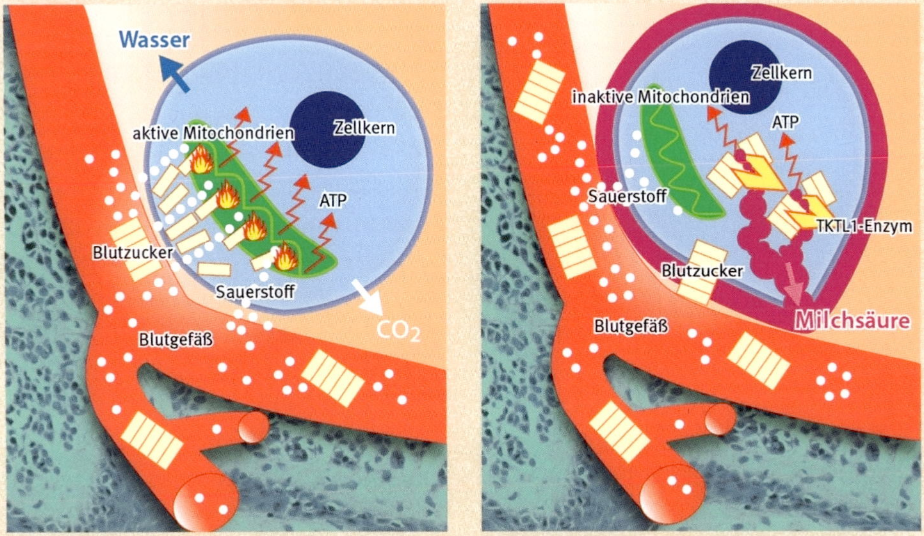

In gutartigen Tumorzellen (TKTL1-negative Tumorzelle) wird der Zucker aus der Nahrung verbrannt. In TKTL1-positiven Zellen (Krebszellen) ist die Verbrennung in den Mitochondrien ab- und die Vergärung über das TKTL1-Enzym angeschaltet.

Durch die Vergärung stellt die Krebszelle aus Zucker Milchsäure her, die Angriffe des Immunsystems abwehrt und zugleich das umgebende Gewebe auflöst. Dadurch beginnen Krebszellen zu streuen und es bilden sich Metastasen.

DIE ENTDECKUNG DES TKTL1-GENS

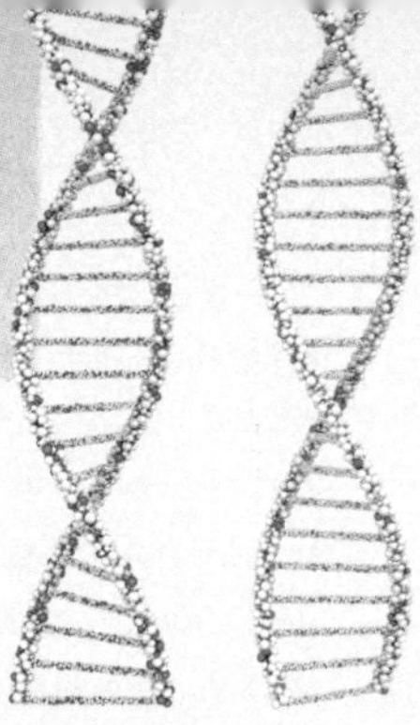

Dr. Johannes F. Coy entdeckte 1995 das TKTL1-Gen, das bei der Entstehung und Früherkennung von Krebs sehr wichtig ist. Hier berichtet er über seine Entdeckung und aktuelle Forschungsergebnisse zu TKTL1 und zur Therapie von Krebs.

Anfang der 1990er-Jahre hatte der damalige Chef des Deutschen Krebsforschungszentrums (DKFZ) und spätere Nobelpreisträger für Medizin, Professor Harald zur Hausen, eine Arbeitsgruppe initiiert mit dem Ziel, ein Teilstück des X-Chromosoms zu entschlüsseln. Als ich 1991 meine Diplomarbeit am DKFZ beendete, faszinierte mich dieses Genomprojekt so sehr, dass ich mich entschloss, in diese Arbeitsgruppe zu wechseln. Zunächst entwickelte ich dort eine Methode, um Genstücke zu finden, die sehr starke Sequenzähnlichkeiten (Konservierung) zu entsprechenden Genstücken bei anderen Säugetieren wie dem Schwein aufweisen. Damit gelang mir 1995 die Identifizierung und Charakterisierung eines Gens, das ich aufgrund seiner Verwandtschaft und Ähnlichkeit zum Transketolase-Gen Transketolase-like 1 (TKTL1) nannte. Damals vermutete ich, dass die verminderte Aktivität dieses Gens zu Nervenschädigungen beiträgt. Erst sechs Jahre später entdeckte ich bei meiner Arbeit als Leiter des Bereichs für die Entwicklung neuer Krebsfrüherkennungstests in einer Biotech-Firma, dass »mein« Gen in bestimmten Tumoren aktiviert wurde.

DIE BEDEUTUNG DES ZUCKERSTOFFWECHSELS

2005 erlebte ich diesen ganz besonderen Moment, von dem wohl alle Wissenschaftler träumen: eine Entdeckung zu machen, die die Welt verändern kann. Mir wurde zu diesem Zeitpunkt klar, dass Erkrankungen wie Alzheimer, Diabetes, Herzinfarkt und Krebs biochemisch eng miteinander verknüpft sind. Ich war überzeugt, dass der verminderte Zuckerstoffwechsel in Nerven zum Absterben der Nervenzellen führt, während der erhöhte Zuckerstoffwechsel in Krebszellen diese vor dem Absterben schützt. Bereits seit Jahrzehnten war bekannt, dass man durch die Injektion radioaktiven Zuckers (FDG) in die Blutbahn einen reduzierten Zuckerstoffwechsel im Gehirn sichtbar machen und so Alzheimer schon zehn Jahre vor Ausbruch der Krankheit feststellen kann. Derselbe radioaktive Zucker wurde seit Jahrzehnten auch verwendet, Tumoren und Metastasen zu erkennen und zu lokalisieren – weil sie verstärkt Zucker aufnehmen. Trotzdem erkannte niemand den engen Zusammenhang zwischen Krebs und Alzheimer. Für mich jedoch war klar: Der Zuckerstoffwechsel war die Verbindung dieser auf den ersten Blick so verschiedenen Erkrankungen. Krebs und Alzheimer stellen damit die zwei Seiten des aus dem Lot geratenen Zuckerstoffwechsels dar. Gleichzeitig erkannte ich, dass Krebszellen den Zuckerstoffwechsel auf perfekte Weise zum Überleben nutzen, indem sie Energie in einer Zelle freisetzen, ohne dass dabei schädliche Radikale entstehen. Nebenbei verhindert der Zuckerstoffwechsel zudem, dass in der Zelle vorzeitig die Apoptose ausgelöst wird.

TKTL1 – EIN FEHLENDES PUZZLESTÜCK IN DER KREBSFORSCHUNG

Das neu entdeckte TKTL1-Gen spielt beim Übergang von Tumor zu Krebs eine wichtige Rolle: Es bildet das TKTL1-Protein, welches das HIF1-alpha-Protein stabilisiert, also genau denjenigen Schalter, der den Stoffwechsel von Verbrennung auf Vergärung umstellt. Das TKTL1-Protein verhindert, dass die Zelle nach dem Zerfall von HIF1-alpha auf Verbrennung zurückschaltet. Stattdessen sorgt es dafür, dass Zellen ihre Energie auch bei genügend Sauerstoff durch Vergärung gewinnen können.

In der Evolution der höheren Wirbeltiere ist mit der Mutation im TKTL1-Gen ein neuer Stoffwechsel entstanden, der es erlaubt, Energie ohne zellschädigende Radikale in einer Körperzelle freizusetzen. Dies war entscheidend für die Entstehung der Säugetiere, weil damit besonders wichtige Zelltypen wie Nerven-, Netzhaut-, Stamm- und Keimzellen geschützt werden konnten. DNA-Mutationen und andere Zellschäden, die von Radikalen ausgelöst werden, nehmen damit drastisch ab. Zudem verhindert dieser Stoffwechsel auch, dass es in kritischen Situationen einer Zelle zu einem vorzeitigen Zelltod kommt und so wichtige Zellen absterben. Das TKTL1-Gen stellt damit einen entscheidenden Schutzfaktor für eine Zelle dar.

VERGÄRUNG TROTZ SAUERSTOFF

Basis dieses TKTL1-Stoffwechsels ist eine Vergärung von Zucker zu Milchsäure auch in Anwesenheit von Sauerstoff. Diese Vergärung wurde erstmals 1924 von Otto Warburg ▸ **siehe Seite 16** in Karzinomen, aber auch in Netzhaut- und Hodengewebe beschrieben. Die molekulare und biochemische Grundlage dieser Zuckervergärung auch in Anwesenheit von Sauerstoff (aerobe Glykolyse oder Warburg-Effekt) konnte nun durch die Aufklärung der Funktion des TKTL1-Gens und des von ihm gebildeten Enzyms identifiziert werden. Die enorme Bedeutung des TKTL1-Gens für Nervenzellen und die damit möglich gewordene Ent-

wicklung des Affen über den Neandertaler bis hin zum modernen Menschen (Homo sapiens) mit all seiner kognitiven Leistungsfähigkeit wurde durch eine weitere Mutation in einem Aminosäurerest des TKTL1-Enzyms eindrucksvoll unter Beweis gestellt. Diese Mutation verbesserte das TKTL1-Enzym so, dass diese Enzymvariante die ursprüngliche Form des TKTL1-Enzyms, die in Affen und im Neandertaler präsent ist, vollständig verdrängte, sodass der moderne Mensch nur noch die neue Enzymvariante aufweist. Der TKTL1-Zuckerstoffwechsel und die Veränderung im TKTL1-Enzym beim Homo sapiens sind eine wichtige Voraussetzung für Lernverhalten und Gedächtnisbildung und unterscheiden den Homo sapiens vom Neandertaler.
Im Januar 2014 bestätigte eine neue Studie in der renommierten Wissenschaftszeitschrift »Nature« diese wichtige Rolle von TKTL1 erneut und zeigte zudem auf, dass das TKTL1-Gen aufgrund der enormen Bedeutung für die Gehirnfunktion zu den fünf wichtigsten Genen des Menschen gehört.

TKTL1-STOFFWECHSEL BEGÜNSTIGT TUMORWACHSTUM

Der durch den TKTL1-Stoffwechsel bedingte Zellschutz vor Radikalen und einer Auslösung des Zelltodes hat allerdings auch Nachteile, wenn unerwünschte Zellen (Tumorzellen) sich dieses Mechanismus bedienen. Wird eine Tumorzelle Radikalstress (Strahlentherapie) oder Substanzen ausgesetzt, die den Zelltod induzieren können (Chemotherapien), so kann sie den TKTL1-Zuckerstoffwechsel aktivieren und wird damit zu einer gefährlichen Krebszelle. In einer 2009 publizierten Studie des Deutschen Krebsforschungszentrums in Heidelberg untersuchten Wissenschaftler die Rolle des TKTL1-Gens bei Krebs: Hemmten sie das Gen, indem die Bildung des TKTL1-Proteins blockiert wurde, hemmte dies nicht nur die Glukoseaufnahme und Milchsäureproduktion, sondern die Krebszellen teilten sich weniger und wuchsen langsamer. Zugleich reagierten sie deutlich empfindlicher auf Prozesse, die von Strahlen- und Chemotherapien ausgelöst werden. Die Aktivität des TKTL1-Gens schützt Krebszellen vor der normalerweise tödlichen Wirkung von Chemo- und Strahlentherapien. Strahlentherapien können nicht mehr ausreichend Radikale in Krebszellen erzeugen. Substanzen, die normalerweise den Zelltod auslösen, sind wirkungslos, da die Auslösung des Zelltodes durch die TKTL1-Aktivität unterbunden wird. In einer Vielzahl von Studien konnte diese klinische Bedeutung der TKTL1-Aktivität bei Krebspatienten gezeigt werden.

NACHWEIS DES TKTL1-GENS

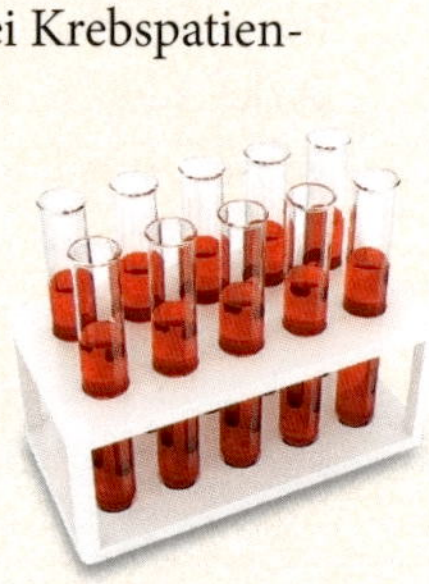

Der Nachweis des aktiven TKTL1-Gens gibt Auskunft

darüber, ob die Zellen bereits auf Vergärung umgeschaltet haben. Die Diagnose sollte vor jeder Behandlung erfolgen, zum Beispiel anhand folgender Methoden:

- **Biopsie:** Ein Antikörper, der das TKTL1-Protein erkennt, zeigt in Gewebeschnitten des Tumors an, ob das TKTL1-Gen schon aktiviert wurde.
- **Indirekter Nachweis von TKTL1 in Tumorzellen:** Mithilfe einer Blutprobe kann das TKTL1-Protein in Fresszellen nachgewiesen werden, die Tumorzellen gefressen haben. Dies stellt eine Biopsie ohne chirurgischen Eingriff dar.
- **Direkter Nachweis des TKTL1-Proteins in Tumorzellen:** Mithilfe einer Blutprobe kann das TKTL1-Protein in Tumorzellen nachgewiesen werden, die im Blutkreislauf zirkulieren.

DER NEGATIVE EINFLUSS DES TKTL1-GENS

Eine aktuelle Studie des Universitätsklinikums Freiburg eröffnet neue Möglichkeiten in der Krebsdiagnose. Untersucht wurden dazu Tumoren von 201 Patienten mit nichtkleinzelligen Lungenkarzinomen. Während bei 44,7 Prozent der Tumoren das TKTL1-Protein in geringer Konzentration nachgewiesen wurde, ließ sich in 55,3 Prozent eine hohe Konzentration TKTL1-Protein nachweisen. Auffallend ist:

- Je mehr TKTL1 vorhanden ist, desto kürzer ist die Überlebenszeit der Patienten.
- Eine hohe TKTL1-Proteinmenge im Tumor weist auf das Vorhandensein von Lymphknotenmetastasen hin.
- Erstmalig lässt sich über die TKTL1-Proteinmenge im Tumor in normalerweise gutartigen Tumoren eine Untergruppe von Tumoren feststellen, die wesentlich aggressiver sind als normalerweise und zu einem schnellen Versterben führen.

TKTL1 IN DER THERAPIEPROGNOSE

An der Universitätsmedizin Mannheim wurde getestet, ob sich die Wirksamkeit einer Kombination aus Chemo- und Strahlentherapie sowie modernster zielgerichteter Therapien bereits vor Beginn der Behandlung vorhersagen lässt. Dabei konnte gezeigt werden, dass allein die Aktivität des TKTL1-Gens dazu geeignet ist, die Gruppe von Darmkrebspatienten zu bestimmen, bei denen die Kombination aus Chemo-, Strahlen- und zielgerichteter Therapie erfolgreich war. Patienten mit niedriger TKTL1-Genaktivität hatten eine sehr gute 3-Jahres-Überlebenswahrscheinlichkeit (87 Prozent). Bei einer hohen TKTL1-Genaktivität wiesen nur 37 Prozent einen Behandlungserfolg auf. Darüber hinaus entwickelten sich in der Gruppe mit hoher TKTL1-Aktivität 1000 Prozent mehr Metastasen und lokale Rezidive (wieder auftretende Tumoren) als in der anderen Gruppe. Herkömmliche Tumormarker wie CEA und CA19-9 können den Therapieerfolg nicht vorhersagen.

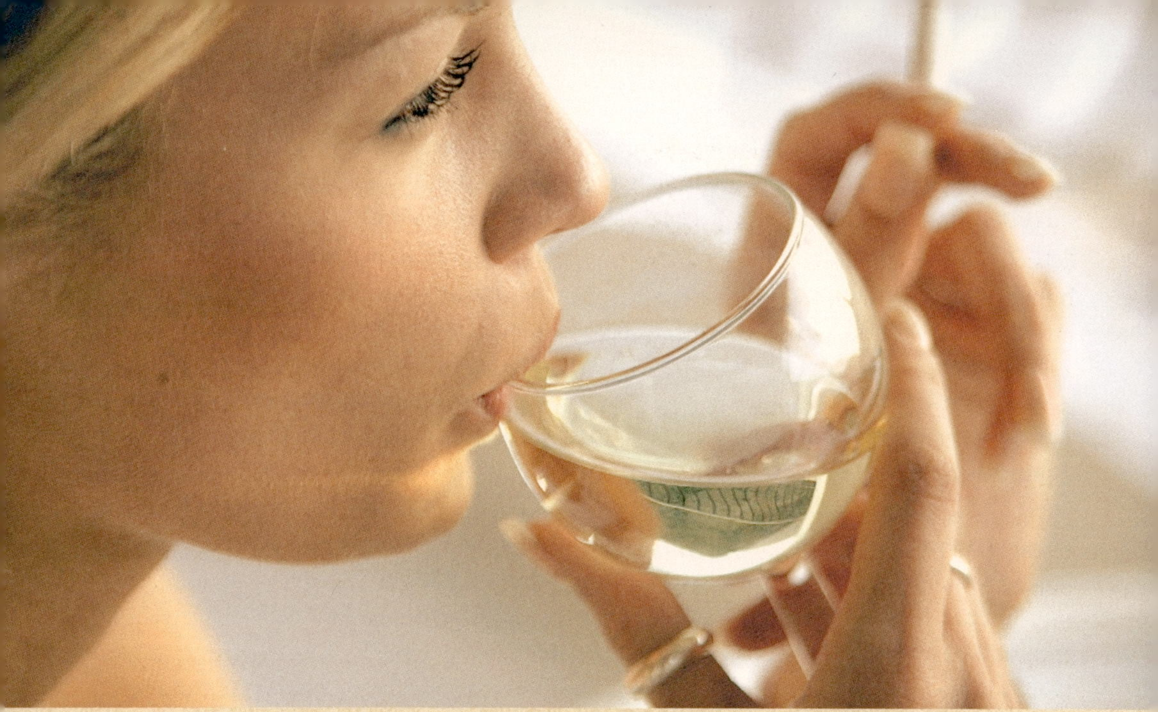

NEUE WEGE IN DER KREBSTHERAPIE

Obwohl die medizinische Forschung in den letzten rund hundert Jahren großartige Fortschritte gemacht hat, kann die Wissenschaft im Kampf gegen Krebs nur wenige Erfolge aufweisen. Auch heute noch haben Krebskranke nur eine geringe Aussicht auf Heilung. Rund die Hälfte aller Betroffenen stirbt innerhalb von fünf Jahren. Haben sich bereits Metastasen gebildet, überleben sogar nur etwa zehn Prozent diesen Zeitraum.

Etablierte Methoden der Krebsbehandlung

Unseren Ärzten stehen verschiedene therapeutische Optionen zur Behandlung einer Krebserkrankung zur Verfügung. Ideal ist, wenn der Krebs durch eine Operation entfernt werden kann. Dabei wird versucht, möglichst das gesamte Tumorgewebe zu entfernen. Wenn das gelingt, bestehen die besten Chancen für eine vollständige Heilung. Dies erklärt, warum es wichtig ist, durch Vorsorgeuntersuchungen Tumoren möglichst frühzeitig zu erkennen und in der Nachsorge engmaschig Kontrolluntersuchungen durchzuführen, um Rezidive rechtzeitig zu erkennen.

Kann der Tumor nicht komplett entfernt werden oder besteht die Gefahr, dass er bereits gestreut hat, stehen Strahlen- und Chemotherapien zur Verfügung.

Chemotherapien basieren auf der Anwendung sehr unterschiedlicher Substanzen. Eine wichtige Klasse stellen Pflanzeninhaltsstoffe dar, die das Wachstum von Tumorzellen hemmen und / oder die Zellen abtöten. Hierzu zählen Taxane aus der Eibe oder Vinorelbin aus dem Immergrün. Eine andere Form der Chemotherapie beruht auf der Gabe von veränderten Bausteinen der Zelle wie 5-Fluor-Uracil (5FU), die Wachstum und Teilung von Krebszellen hemmen. Auch die Verwendung von Metallverbindungen (etwa Cisplatin), die die DNA schädigen und so zu einer Hemmung des Tumorwachstums führen, ist üblich. Eine weitere Form der Chemotherapie besteht in der Gabe von veränderten Vitaminen. Ein Beispiel dafür ist Methotrexat, eine veränderte Form von Vitamin B_9 (Folsäure). Das Mittel hemmt den Stoffwechsel der Tumorzelle und damit ihr Wachstum. Ähnlich wirkt eine veränderte Form des Vitamin B_1 (Thiamin). Es hemmt den TKTL1-Schutzstoffwechsel, was die Wirkung von Strahlen- und Chemotherapien erhöht. Die Anti-TKTL1-Wirkstoffe befinden sich jedoch noch in der klinischen Entwicklung und sind noch nicht zugelassen.

Herkömmliche Strahlentherapien beruhen auf der Verwendung von Röntgenstrahlen. Diese energiereichen Strahlen sind in der Lage, in Tumorzellen Radikale zu bilden, wodurch die DNA der Tumorzelle geschädigt wird. Voraussetzung hierfür ist allerdings, dass die Radikale nicht von der Tumorzelle durch den TKTL1-Stoffwechsel neutralisiert werden.

Auch wenn nur wenige Tumorzellen mit schützendem TKTL1-Stoffwechsel im Tumor vorhanden sind und die meisten Tumorzellen durch Strahlen- und Chemo-

INFO

KREBSVORSORGE

Der glukose- und stärkearmen Ernährung kommt eine der wichtigsten Rollen in der Krebsprävention zu. Da bei der Veränderung von Tumor- zu Krebszellen die Verbrennung ab- und die Vergärung angeschaltet wird, haben Sie über einen konsequenten Ernährungs- und Lebensstil großen Einfluss darauf, ob sich der Stoffwechsel einer Tumorzelle umstellt.

WICHTIG

VERGÄRUNG HEMMEN

Zeigen die Untersuchungen, dass Tumoren oder Metastasen vergären, muss dies unbedingt unterbunden werden, damit Strahlen- und Chemotherapien wirken können. Außerdem stabilisiert sich dadurch die gesundheitliche Situation des Patienten, weil damit einer Auszehrung (Kachexie) entgegengewirkt wird und sich Krebszellen nicht mehr im Körper ausbreiten und an anderen Stellen ansiedeln können.

therapien abgetötet werden, kann dieser therapiebedingte Rückgang des Tumors ein scheinbarer Erfolg sein. Teilweise ist der Tumor dann in bildgebenden Verfahren nach der Therapie nicht mehr nachweisbar, sodass dies als finaler Therapieerfolg gewertet wird. Wachsen die Tumorzellen, die aufgrund des TKTL1-Stoffwechsels die Therapie überstanden haben, weiter, so können Rezidive und Metastasen die Folge sein. Selbst wenn vor dem Start der Therapie keine Tumorzellen mit aktivem TKTL1-Stoffwechsel vorhanden sind, sind diese Zellen in der Lage, unter der Therapie den TKTL1-Stoffwechsel anzuschalten und damit ihren Schutzmechanismus zu aktivieren. Auch diese Zellen können dann die Therapie überleben und sind mögliche Ausgangspunkte für Rezidive und Metastasen.

Schlüsselrolle Ernährung

Studien haben inzwischen gezeigt, dass Resistenzen gegenüber den meisten Chemotherapien (zum Beispiel Taxol, Cisplatin) sowie gegenüber Strahlentherapien auf dem Zucker-Vergärungsstoffwechsel beruhen. Die Entdeckung des TKTL1-Stoffwechsels erklärt diese Resistenzbildung und ermöglicht zugleich, Krebszellen wieder empfindlich für diese Krebstherapien zu machen. Das Besondere ist, dass die etablierten Behandlungsformen und die damit verbundenen klinischen Abläufe nicht geändert werden müssen. Vielmehr verbessern ergänzende Maßnahmen die Chancen für eine erfolgreiche Therapie. Hier spielt die Ernährung eine wichtige Rolle.

Durch eine strenge ketogene Ernährung mit reichlich Öl / Fett und Eiweiß sowie wenig Kohlenhydraten drei Tage vor Start der Krebstherapie zwingt man TKTL1-positive Zellen, ihren Stoffwechsel auf Verbrennung umzustellen (Ketonkörper entstehen, wenn durch Kohlenhydratmangel der Blutzucker so stark sinkt, dass zur Energiegewinnung in der Leber Fett verbrannt wird). Die Zellen sind durch die ketogene Ernährung wieder empfindlich gegenüber Strahlen- und Chemotherapien und können damit leichter abgetötet werden. Studien zeigen außerdem, dass die Hemmung des TKTL1-Stoffwechsels durch Fasten auch das Risiko für Rezidivbildung und Metastasierung um bis zu 75 Prozent senkt. Allerdings stellt das Fasten für Krebspatienten häufig ein gesundheitliches Risiko dar, vor allem wenn sie bereits mit Mangelernährung, Gewichtsverlust und Auszehrung (Kachexie) zu kämpfen haben. Aufgrund dessen haben verschiedene Fachorganisationen (etwa die Deutsche Gesellschaft für Ernährungsmedizin) empfohlen, die Ernährung von Krebspatienten fett- und eiweißreicher zu gestalten. Des Weiteren sollte ein ausreichend hoher Anteil an Omega-3-Fettsäuren aufgenommen werden, um die entzündlichen Prozesse während der Kachexie zu bekämpfen. Diesen neuen Studienerkenntnissen wird inzwischen Rechnung getragen. Es gibt mittlerweile Trinknahrung, die fett- und eiweißreich ist, ausreichend Omega-3-Fettsäuren sowie Entzündungen unterdrückende Gamma- und Delta-Tocotrienole enthält, zuckerfrei und kohlenhydratarm ist und optimal mit Vitaminen, Mineralstoffen und Spurenelementen versorgt. Sie ist hervorragend dazu geeignet, eine ketogene Stoffwechsellage zu erzeugen und so die Wirksamkeit von Strahlen- und Chemotherapien zu erhöhen. Entscheidend ist, vor den einzelnen Zyklen der Therapie die Ernährung umzustellen.

Nach einer erfolgreichen Krebstherapie ist es sinnvoll, eine moderate Ernährungsumstellung beizubehalten, um der Wiederkehr der Erkrankung entgegenzuwirken. Hierzu zählt Vermeiden eines hohen Blutzuckerspiegels, was durch den maßvollen Genuss von Kohlenhydraten mit niedrigem glykämischem Index, dem Konsum von gesunden Fetten und Ölen und anderen Komponenten erreicht wird ▸ **siehe Seite 32 ff.** Es lohnt sich, alte Ernährungsmuster hinter sich zu lassen. Dass Sie dabei nicht auf Genuss verzichten müssen, zeigen die Rezepte ab Seite 93.

Auch die Seele hilft heilen

Es gibt zwar bis heute keinerlei wissenschaftlichen Nachweis dafür, dass psychische Faktoren die Entstehung von Tumorzellen

INFO

AKTIVE VORSORGE

Nur wenn Sie Ihren Körper als das komplexe System betrachten, das er ist, können Sie Ihre Gesundheit schützen und so lange wie möglich bewahren. Dabei unterstützen Sie auch die Strategien aus diesem Buch: Sie helfen Ihnen, mehr Lebensqualität zu entwickeln, und verhindern, dass Krebszellen entstehen, dass Sie nach einer Behandlung erneut an Krebs erkranken oder dass sich Metastasen bilden.

fördern oder gar auslösen könnten, wie es beispielsweise bei radioaktiver Strahlung, Gift, Viren und Rauchen der Fall ist. Trotzdem besteht ganz offensichtlich ein Zusammenhang zwischen der Entstehung von Tumoren und dem Befinden der Psyche. Schließlich hat diese einen erheblichen Einfluss auf das körpereigene Immunsystem. Aufgrund der engen Wechselwirkungen zwischen Immunsystem und Psyche kann eine positive Stärkung der Psyche auch das Immunsystem aktivieren und kräftigen und es damit im Kampf gegen die Tumorzellen schlagkräftig unterstützen. Angst, Stress, Hilflosigkeit, soziale Isolation und andere psychische Faktoren unterdrücken dagegen das Immunsystem und schwächen es im Kampf gegen die Tumorzellen.

Nutzen Sie daher alle Ressourcen, um sich von dem Teufelskreis aus Angst und Immununterdrückung zu lösen. Denken Sie positiv, auch wenn es schwerfällt. Und scheuen Sie sich nicht, den Rat eines Psychologen einzuholen. Psychoonkologen sind darauf ausgerichtet, mit Ihnen belastende Ursachen aus Ihrer Vergangenheit aufzulösen und Probleme aktiv anzugehen.

TIPP

WERDEN SIE AKTIV!

Sprechen Sie Ihren Arzt auf die positive Wirkung von Sport an. Denn selbst Krebsspezialisten informieren ihre Patienten nicht immer darüber, wie viel diese damit selbst für den Heilungserfolg als auch für das Wohlbefinden und die Genesung tun können. Noch immer wird der positive Einfluss von Sport ebenso wie der der Ernährung auf die Wirksamkeit von Strahlen- und Chemotherapien sowie das Vermeiden von Rezidiven von vielen Onkologen und Krebspatienten massiv unterschätzt.

Sport unterstützt die Therapie

Lange Zeit galt als oberstes Gebot für Krebspatienten, sich vor allem zu schonen und dem Körper viel Ruhe zu gönnen. Doch heute weiß man es besser: Regelmäßige Bewegung hilft Krebs vorzubeugen und wirkt sich auch dann positiv aus, wenn Sie bereits erkrankt sind. Durch intensive körperliche Betätigung werden die Glykogenvorräte ▸ **siehe Seite 36** in Organen wie der Leber und einzelnen Zellen abgebaut und als Blutzucker nutzbar. Dadurch bleibt weniger Energie für die Krebszellen übrig, die sie vergären können. Nicht zuletzt bildet der Körper durch die UV-Strahlung beim Sport in der freien Natur wertvolles Vitamin D, dem eine wichtige Rolle im Zellwachstum zukommt und das auch vor Krebs schützen kann ▸ **siehe Seite 60**. Mehr zum Sport lesen Sie auf Seite 50 / 51.

KREBSVORSORGE

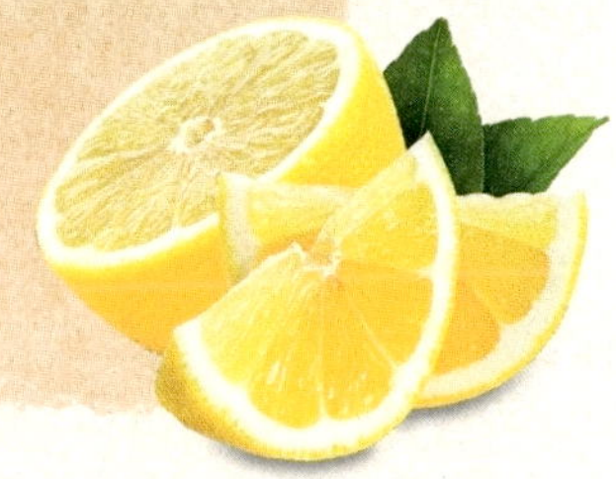

Je mehr Sie die folgenden Empfehlungen beherzigen, desto geringer ist das Risiko, an Krebs zu erkranken. Sind Sie bereits erkrankt, können die Maßnahmen helfen, den Krebs zu überwinden.

ZUR KREBSPROPHYLAXE

- Gehen Sie regelmäßig zu den Vorsorgeuntersuchungen. Nutzen Sie die neuen Bluttests zum Nachweis von Tumorzellvorstufen und Tumorzellen ▸ **siehe Seite 12 f.**
- Reduzieren Sie Kohlenhydrate auf zwei bis drei Gramm pro Kilogramm Körpergewicht und Tag. Bei höherer körperlicher und geistiger Beanspruchung können Sie die Kohlenhydratmenge in Abhängigkeit von Ihrem Energieverbrauch weiter erhöhen und die Eiweißmenge konstant halten. Essen Sie zum Beispiel Zuckerarten, die den Blutzucker stabil halten, wie Isomaltulose, Trehalose und Galaktose oder amylosereiche Stärke ▸ **siehe Seite 43 f.**
- Treiben Sie mindestens dreimal in der Woche je 30 bis 45 Minuten intensives Ausdauertraining an der frischen Luft. Planen Sie an den anderen Tagen ein moderates Krafttraining ein.
- Achten Sie auf ausreichend Schlaf- und Regenerationsphasen, damit sich der Körper erholen kann.
- Trinken Sie über den Tag verteilt mindestens zwei bis drei Liter Wasser.
- Verzichten Sie auf Nikotin.

FÜR KREBSPATIENTEN

- Nutzen Sie die neuen Testverfahren, um Krebs frühzeitig zu erkennen und den Therapieerfolg zu überwachen. Sie erlauben erstmals den Nachweis von Krebs unabhängig von der Krebsart. Damit lassen sich auch Hirntumore früh nachweisen.
- Treiben Sie mehrmals pro Woche moderat Sport oder machen Sie intensive Spaziergänge. Dadurch leeren Sie die körpereigenen Glukosespeicher und nehmen so dem Krebs die Nahrung. Verausgaben Sie sich jedoch nicht und lassen Sie auf jede intensive Bewegungseinheit eine Phase der Entspannung und Erholung folgen.
- Ernähren Sie sich nach den Regeln der Anti-Krebs-Ernährung. Achten Sie darauf, pro Kilo Körpergewicht nicht mehr als ein Gramm Kohlenhydrate am Tag zu essen. Viele gute Rezepte finden Sie ab Seite 93.

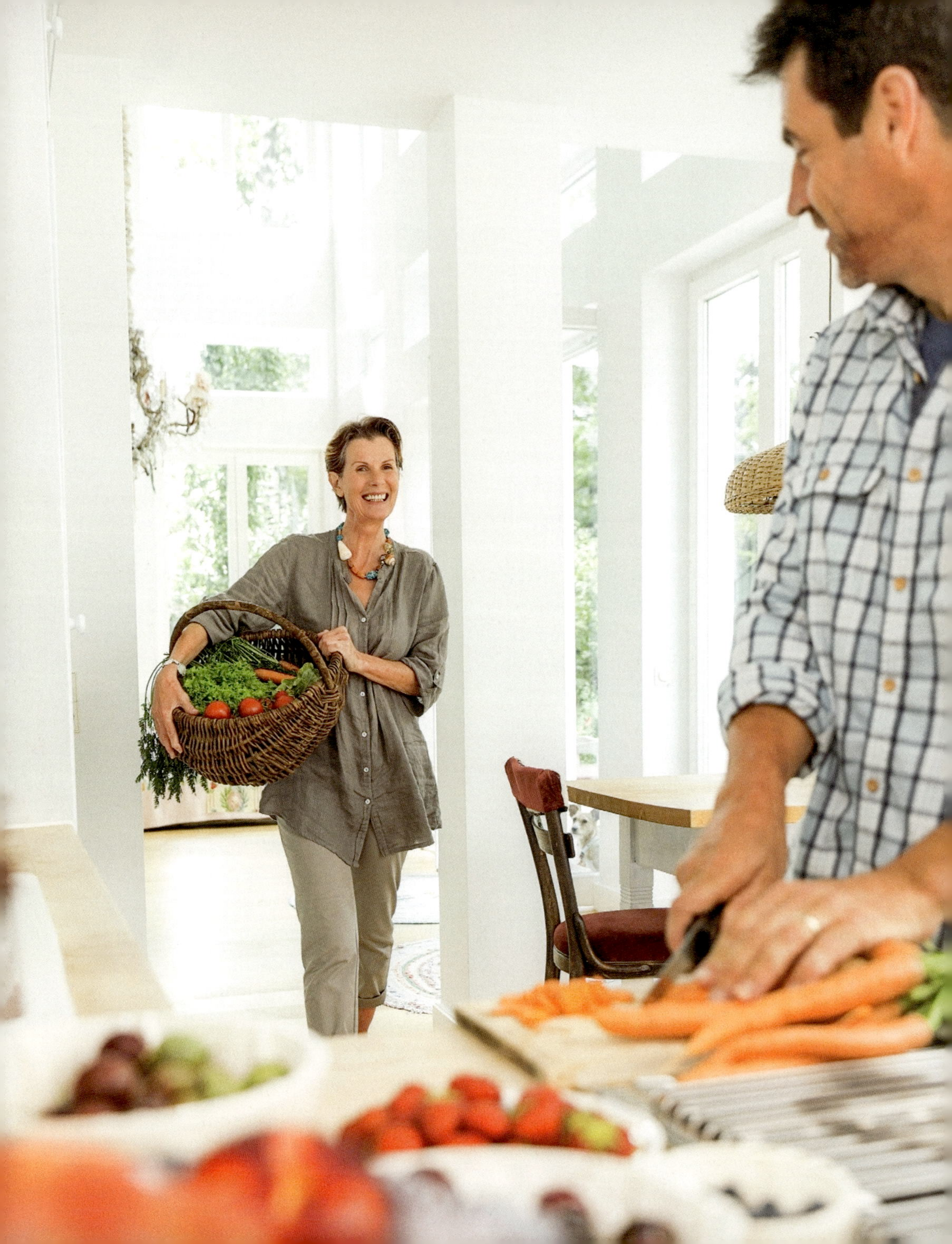

GEZIELT ESSEN GEGEN KREBS

MIT DEN RICHTIGEN NÄHRSTOFFEN LIEFERN SIE GESUNDEN ZELLEN ENERGIE, WÄHREND SIE KREBSZELLEN WIEDER EMPFINDLICH MACHEN FÜR CHEMO- UND STRAHLENTHERAPIEN SOWIE IHRE AUSBREITUNG IM KÖRPER VERHINDERN.

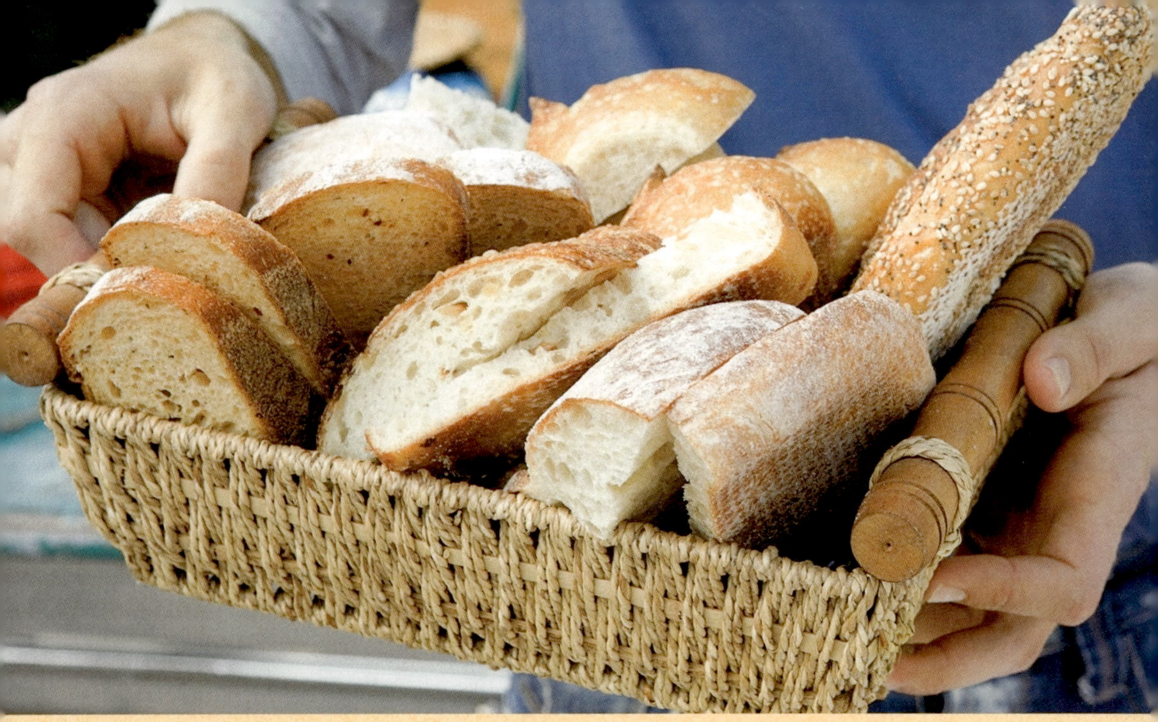

KOHLENHYDRATE BEWUSST REDUZIEREN

Kohlenhydrate in Form von Zucker und Stärke stellen heutzutage den größten Anteil in der Nahrung des Menschen dar. Unsere Vorfahren dagegen haben bis in die Steinzeit kaum Kohlenhydrate konsumiert. Erst durch die Erfindung des Ackerbaus war es möglich, große Mengen von Kohlenhydraten für die menschliche Ernährung zu erzeugen. Dies nutzte der Mensch nicht nur für seine Ernährung, sondern auch für die Fütterung von Haustieren. Wildtiere dagegen ernähren sich bis heute kaum mit Kohlenhydraten – egal, ob es sich um Fleisch- oder Pflanzenfresser handelt. Letztere können die eigentlich unverdaulichen Bestandteile von Gras und Grünpflanzen nur verdauen, weil sie die durch das Kauen mechanisch zerkleinerten Pflanzenteile mithilfe von Bakterien und anderen Einzellern im Magen-Darm-Trakt in Fettsäuren und Ei-

weiß umwandeln. Dadurch ernährt sich ein Reh letztlich genau wie ein Löwe hauptsächlich von Eiweiß und Fett, auch wenn es auf den ersten Blick ganz anders erscheint.
Doch die Ernährung des modernen Menschen unterscheidet sich grundlegend von der Ernährung wild lebender Tiere. Aufgrund des hohen Kohlenhydratkonsums und folglich des starken Blutzucker- und Insulinanstiegs ▸ **siehe auch Seite 37 f.** sind wir in der Natur eine absolute Ausnahme.

Wir essen viel zu viel Zucker

Den größten Teil der Energie nehmen wir heute in Form von Zucker und Stärke auf. Mehr als die Hälfte des Kalorienbedarfs wird in der Regel dadurch gedeckt – das macht bis zu 400 Gramm Zucker und Stärke am Tag. Mittlerweile werden diese Kohlenhydrate in den westlichen Industrienationen und Ländern wie Indien, China und Brasilien oft sogar in so großen Mengen aufgenommen, dass es zu deutlichen Stoffwechselstörungen kommt. Diese können schließlich zu mitunter schweren Krankheiten führen, wie Diabetes, Herz-Kreislauf-Erkrankungen, Alzheimer und sogar Krebs.
Wie viel Zucker brauchen wir? Der normale Glukosebedarf des menschlichen Organismus liegt bei etwa 2 mg / kg / min. Pro Stunde verbraucht ein 75 Kilo schwerer Erwachsener also im Durchschnitt sieben bis zehn Gramm Blutzucker. Wenn Sie alle zehn Minuten ein Gramm Glukose essen würden, wäre der Verbrauch ausgeglichen, der Blutzuckerspiegel würde nicht ansteigen. Der Blutzuckeranstieg wird dementsprechend wesentlich durch die pro Zeitabschnitt freigesetzte Menge an Zucker bestimmt.
Dabei ist Zucker im Gegensatz zu Eiweiß und Fett überhaupt kein lebensnotwendiger Nährstoff. Obwohl der Mensch für die wichtigsten Zellen des Körpers (beispielsweise Nerven, Gehirn, Netzhaut, Stammzellen, Keimzellen) ständig Zucker benötigt, könnte er auch bei einer gänzlich kohlenhydratfreien Kost überleben. Dies liegt daran, dass unser Organismus aus Eiweiß (glukogene Aminosäuren) und einem Bestandteil von Fetten und Ölen, dem Glyzerin, selbst Zucker bil-

INFO

GEFÄHRLICHE KOMBINATION

Zucker geht aufgrund seiner chemischen Eigenschaften Reaktionen mit Eiweißen und anderen Bestandteilen der Zelle ein. Weil hierdurch unter anderem wichtige Strukturproteine (Kollagen), Transportproteine (Hämoglobin) und Enzyme geschädigt werden, führen hohe Zuckerkonzentrationen in Zellen zu Zellschäden, Leistungsminderung und zu beschleunigtem Alterungsprozess.

den kann ▸ siehe auch Seite 65. Diese sogenannte Glukoneogenese sichert im Extremfall eine gleichmäßige Versorgung der Nerven und des Gehirns mit Zucker, etwa wenn es durch Nahrungsmangel zu Hungerperioden kommt. Die Neubildungsrate von Glukose ist allerdings so gering, dass sie nicht zu einem Anstieg des Blutzucker- und Insulinspiegels führt. Dadurch bleiben die gesundheitlichen Folgen, die mit hohen Blutzuckerschwankungen einhergehen, aus. Parallel zur Glukoneogenese produziert der Stoffwechsel aus den Fettsäuren Ketonkörper ▸ siehe Tipp links. Diese hemmen das Wachstum von Krebszellen, weil sie nicht für eine Vergärung verwendet werden können und zudem die Energiefreisetzung in den Mitochondrien aktivieren. Das wirkt wiederum der unerwünschten Vergärung in Krebszellen entgegen. Und sie erleichtern die Energiefreisetzung in Nervenzellen und im Gehirn, sodass diese Zellen weniger glukoseabhängig sind, weil dann ein größerer Teil der Energie mithilfe von Ketonkörpern freigesetzt wird. Das ist gerade bei einer bestehenden Insulinresistenz bedeutsam.

TIPP

KONTROLLIEREN SIE DIE KETONKÖRPERPRODUKTION

Ketonkörper im Urin oder Blut zeigen an, dass die Zuckerspeicher in den Zellen (Glykogenspeicher) leer sind und die Umstellung des Stoffwechsels auf Fettverbrennung gelungen ist. Nur wenn dieser Nachweis positiv ist, war die Ernährungsumstellung erfolgreich. Der Nachweis erfolgt auf einfache Weise durch Teststreifen (Apotheke), die Sie in den Urinstrahl halten. Bei hohem Flüssigkeitskonsum kann es allerdings zu Verdünnungseffekten kommen.

Die genauesten Werte erhalten Sie, wenn Sie die Ketonkörper aus einem Tropfen Blut aus der Fingerbeere messen. Erwartete Ketonwerte im Blut: 1 bis 5 mmol / l. Das Blutzuckermessgerät (ca. 50 Euro) und die Keton-Teststreifen (1 bis 2 Euro pro Stück) sind in Apotheken erhältlich.

Was ist Zucker?

Die meisten Menschen denken bei Zucker an normalen Haushaltszucker (Kristall-, Rüben-, Rohrzucker, Saccharose) oder Traubenzucker (Glukose). Dabei gibt es viele verschiedene Arten von Zucker: neben dem bekanntesten Einfachzucker Glukose zum Beispiel noch Fruchtzucker (Fruktose) und Galaktose (Schleimzucker). Und neben dem bekanntesten Zweifachzucker Kristallzucker gibt es beispielsweise noch Milchzucker (Laktose) und Malzzucker (Maltose).

Auch Stärke ist ein Zucker

Hunderte bis Tausende von Traubenzuckereinheiten, zu einer Kette verknüpft, werden als Stärke bezeichnet. Diese stellt die am häufigsten konsumierte Form eines Vielfachzuckers (Polysaccharid) dar. Sie führen daher Ihrem Körper nicht nur mit Limonade, Gummibärchen und anderen Süßwaren reichlich Zucker zu, sondern mit allen stärkehaltigen Nahrungsmitteln – auch mit vermeintlich so gesunden Lebensmitteln wie Brot, Nudeln, Reis oder Kartoffeln. Die Stärke darin ist lediglich eine nicht süß schmeckende Speicherform von Glukose, dem wichtigsten Zucker für den menschlichen Stoffwechsel. Durch die Einwirkung von stärkespaltenden Enzymen aus dem Speichel wird Stärke teilweise schon im Mund zu Glukose abgebaut. Im Darm wird die noch nicht verdaute Stärke dann vollständig verdaut und dadurch wird sehr schnell Glukose freigesetzt. Stärke ist also eine Zuckerform, die zwar nicht süß schmeckt, die aber vom Körper sehr schnell in Traubenzucker überführt wird. Die Energie aus Stärke lässt sich damit besonders schnell »anzapfen«. Das macht sie auch gefährlich.

DER BLUTZUCKERSPIEGEL SCHWANKT STARK

Die rasche Energiefreisetzung aus Stärke führt dazu, dass der Blutzuckerspiegel schnell und stark steigt und Insulin ausgeschüttet wird, das wiederum die Aufnahme von Zucker aus dem Blut in Zellen und Gewebe auslöst. In den Zellen kann der Zucker dann in Energie umgewandelt oder als Fett gespeichert werden.

Wird viel Stärke konsumiert, sind Blutzucker- und Insulinspiegel oft erhöht. Dies führt zu einer Umwandlung des Großteils des aufgenommenen Zuckers in Fett. Die Umwandlung von Blutzucker in Fett führt dazu, dass man nicht lange satt ist und schon bald wieder Appetit verspürt. Und so besteht leicht die Gefahr, dass man durch einen hohen Stärkekonsum mehr isst, als es nötig wäre. Genau dies stellt in der heutigen Ernährung ein großes Problem dar. Entscheidend für die Gesundheit ist nämlich allein, wie viel Glukose bei der Verdauung eines Lebensmittels im Körper freigesetzt wird und wie rasch und wie hoch der Blutzuckerspiegel nach der Mahlzeit ansteigt. Insulin im Übermaß macht jedoch nicht nur fett, sondern kann den Blutzuckerspiegel sogar so stark senken, dass er unter den Ausgangswert fällt. Im äußersten Fall kann dies sogar zu einer »Unterzuckerung« führen, eine für den Körper lebensgefährliche Situation. Denn da ein zu geringer Blutzuckerspiegel lebensbedrohlich ist, sendet das Gehirn umgehend den Befehl: »Suche sofort nach Zuckerquellen!« Kurz darauf stellen sich Heißhunger und ein starker Wunsch nach Süßem ein. Das Gehirn befiehlt dem Körper quasi Verhaltensweisen, die das Überleben sichern.

INFO

STÄRKE UND KREBS

Die Kernaussage einer äußerst wichtigen Studie des kanadischen Krebsforschungszentrums zur Rolle der Stärke lautet: Eine kohlenhydratarme Ernährung mit wenig Stärke, aber hohem Eiweißgehalt verlangsamt das Krebswachstum. Bei Mäusen, die aufgrund von Mutationen sehr schnell Krebs entwickeln, hatten nach einem Jahr 50 Prozent der Tiere Tumoren. In einer Versuchsgruppe, deren Futter arm an Kohlenhydraten und Stärke war, blieben alle (!) Mäuse tumorfrei.

Stärke – der chemische Aufbau ist wichtig

Es gibt Nahrungsmittel, die zwar einen hohen Stärkeanteil aufweisen, die aber den Blutzucker dennoch nur langsam steigen lassen. Denn Stärke ist nicht immer gleich Stärke. Sie besteht vielmehr aus einer Kette von vielen Glukosemolekülen. Der Verzweigungsgrad dieser Kette entscheidet darüber, wie schnell der Körper die Stärke in Glukose spalten kann. Es gibt Stärkemoleküle, deren Ketten unverzweigt sind, zum Beispiel Amylose, und solche, die durch Seitenketten verzweigt sind, wie zum Beispiel bei Amylopektin. Je verzweigter das Stärkemolekül ist, desto mehr offene Enden besitzt es. Eine unverzweigte Kette dagegen hat nur zwei Enden. Bei der Verdauung der Stärke im Mund und Magen greifen die Enzyme die offenen Enden an. Stärke mit zwei Enden wird dadurch langsamer gespaltet als vielendige Stärkemoleküle, die von allen Seiten gleichzeitig verdaut werden und zudem den Blutzuckerspiegel schneller steigen lassen.

Zu viel Zucker macht dick …

Bis vor wenigen Jahrzehnten stand dem Menschen nicht jederzeit Nahrung in Hülle und Fülle zur Verfügung. Im Lauf der Evolution passte er seinen Stoffwechsel perfekt an den Wechsel von Mangel und Überfluss an und konnte so auch unter schwierigen Bedingungen überleben. Einen wichtigen Beitrag leistete dabei die Fähigkeit des Körpers, überschüssige Energie zu speichern: Wenn ausreichend Zucker verfügbar ist, können die Zuckerspeicher (Glykogenspeicher) in der Leber und in den Skelettmuskeln aufgefüllt werden. Überschüssige Energie in Form von Zucker, Eiweiß und Fett wird dann in den enorm dehnbaren Fettzellen (Adipozyten) gespeichert.

Verschiedene Energiespeicher

Die Glykogenspeicher enthalten weniger Energie als die Fettspeicher. Dafür können diese dann für die Deckung des kurzfristigen Energiebedarfes auch unter Sauerstoffmangelsituationen (anaerobe Energiefreisetzung) genutzt werden – wenn man kämpfen und rennen musste (Kampf- und Fluchtsituationen). Zucker war daher für unsere Jäger- und Sammler-Vorfahren ein kostbares Gut. Die Fettspeicher dagegen sind energiereicher als die Glykogenspeicher. Sie können aber nur mithilfe von Sauerstoff in Energie umgewandelt werden (aerobe Energiefreisetzung). Die Fettspeicher dienen als Energiereserven für eventuelle Not-, Hunger- und Kältezeiten. Diese »Vorratshaltung für Fett« ist erst seit wenigen Jahrzehnten nicht mehr nötig, denn dank modernster Landwirtschaft, Nahrungsmitteltechnologien und Lagermethoden muss zumindest in der westlichen Welt heute kaum mehr jemand Hunger leiden. Doch unsere genetischen Grundlagen haben sich an die neue Situation des Überflusses kaum anpassen können. Und so neigt der Mensch noch immer dazu, bei Nahrungsangebot mehr zu essen als zur Energieversorgung nötig wäre. Da unsere Vorfahren nicht wussten, ob es morgen auch noch so viel zu essen geben würde, war es besser, etwas mehr zu essen, als schon bei Eintritt der Sättigung aufzuhören.

Unnötige Fettdepots

Was für unsere Vorfahren wichtig war, um Hungersituationen zu überstehen, erschwert heute vielen Menschen das Leben. Sie leiden daran, dass ihr Körper sehr leicht Fettdepots anlegt. Die offenkundigen Folgen des Überflusses und der kohlenhydratreichen Ernährung: Immer mehr Menschen leiden an Übergewicht. Verschärft wird die Situation durch Mangel an Bewegung und Sport. Vor allem wer sich sehr kohlenhydratreich ernährt, hat oft mit Fettpolstern zu kämpfen. Denn Zucker wird, sofern ihn die Zellen nicht nutzen, sofort in Fett umgewandelt. Das ist umso verhängnisvoller, weil unser Gehirn nach dem Verzehr von Zucker körpereigene Glücksstoffe (Opiate) ausschüttet. Dadurch stellt sich nach dem Genuss von Gummibärchen oder Schokolade ein Wohlgefühl ein, das wir gern immer wieder verspüren wollen. Der Körper reagiert darauf: Wir haben Lust auf mehr und essen daher durchaus einmal über den Hunger hinaus.

... und auch krank

Wird das ständige Auf und Ab des Blutzuckerspiegels nicht unterbrochen, beispielsweise durch eine Ernährungsumstellung, versuchen sich die Zellen vor dem Überangebot an Zucker zu schützen: Sie werden unempfindlich gegen Insulin. Dabei hat dieses Hormon eine wichtige Funktion bei der Versorgung der Zellen mit Energie sowie bei Wachstumsprozessen, die nur als Folge eines Nahrungsangebotes möglich sind. Steigt der Blutzuckerspiegel, so weiß der Körper automatisch, dass genügend Energie für Wachstumsprozesse vorhanden ist. Doch wenn der Blutzucker immer wieder stark ansteigt, wirkt das Insulin irgendwann nicht mehr, und der Zucker wird nicht mehr richtig verwertet. Noch bevor es zu erhöhten Blutzuckerwerten kommt, treten bereits sehr schädliche Störungen im Stoffwechsel auf, die man als Prädiabetes-Situation bezeichnet. Die Bauchspeicheldrüse versucht ihr Bestes, um die zu hohen Blutzuckerspiegel zu normalisieren. Sie schüttet noch mehr Insulin aus, um wenigstens einen Teil des Zuckers ins Zellinnere zu zwingen. Doch auch viel Insulin löst die Zuckermoleküle im Blut nicht einfach auf, sondern drückt sie nur »gewaltsam« immer wieder in die bereits zum Bersten gefüllten Zellen. Eine Zeit lang gelingt es auf diese Weise, den Zuckerspiegel einigermaßen konstant zu halten. Doch am Ende bleibt den Zellen nichts anderes übrig, als die Pforten für Zucker völlig dicht zu machen. Eine Insulinresistenz entsteht. Parallel hierzu gibt nach Jahren des Kampfes die Bauchspeicheldrüse erschöpft auf und die Insulinproduktion kommt zum Erliegen.

Die zuckerabhängigen Organe erleiden Schaden

Die Insulinresistenz führt nicht nur dazu, dass bei den Betroffenen Diabetes Typ 2 entsteht. Weil die Körperzellen den Zucker aus dem Blut nicht mehr aufnehmen können, leiden solche Organe, die dringend auf Glukose als Energielieferant angewiesen sind, einen entsprechenden Mangel. Vor allem für die Nerven und das Gehirn hat das schwerwiegende Folgen. Denn die Unterversorgung mit Glukose führt zum Absterben von Nerven, wodurch es zu Alzheimer kommt. Der Zellstoffwechsel ist somit nicht nur der Schlüssel zum Leben, sondern auch die Ursache für viele schwere Krankheiten.

Hoher Zuckerkonsum begünstigt auch Krebs

Diabetes oder Nervenerkrankungen sind jedoch bei Weitem nicht die einzigen Folgen des übermäßigen Zuckerkonsums. Da die Verfügbarkeit von Nährstoffen und Bausteinen in den Körperzellen eine Grundvoraussetzung für Zellwachstum und Zellvermehrung ist und diese Verfügbarkeit durch das Insulin gefördert wird, hat das Hormon eine aufbauende (anabole) Wirkung. Weil dieser Effekt auch Krebszellen betrifft, fördert Insulin das Krebswachstum. Hohe Insulinspiegel signalisieren einer Tumorzelle, dass ideale Bedingungen für Wachstum und Zellteilung herrschen. Gleichzeitig sorgt eine mögliche Insulinresistenz dafür, dass das gesunde Gewebe die (Zucker-)Energie nicht verwerten kann. Die Krebszellen können sie ganz für sich allein für ihren Energiestoffwechsel nutzen.

Krebszellen brauchen Zucker

Zucker spielt bei der Entstehung von Tumorzellen selbst keine Rolle. Doch eine kohlenhydratreiche Kost bietet die Grundlage dafür, dass Tumorzellen ihren Stoffwechsel von Verbrennung auf Vergärung umschalten ▸ siehe Seite 15 f. Genau dieser Moment ist der kritische Punkt bei der Krebsentstehung: dem Übergang von einer gutartig wachsenden in eine bösartig wachsende Tumorzelle. Allerdings ist genau diese Abhängigkeit von Zucker und Stärke auch die Schwachstelle von Krebszellen. Nur wenn Krebszellen ständig und reichlich Glukose erhalten, können sie ausreichend Milchsäure bilden, um das umgebende gesunde Gewebe zu zerstören und Metastasen zu bilden. Diese Milchsäure verhindert zudem den Angriff des körpereigenen Immunsystems ▸ siehe Seite 17. Gleichzeitig mit der Milchsäurebildung werden die Verbrennungsmaschinen (Mitochondrien) ausgeschaltet, sodass Chemotherapien nicht mehr den Zelltod in Krebszellen auslösen und Strahlentherapien die Krebszellen nicht mehr über die Bildung von Radikalen abtöten. Krebszellen schützen sich also mit dem Zuckervergärungsstoffwechsel vor dem Zelltod und nutzen damit ein Überlebensprogramm aus, das eigentlich für den Schutz besonders wichtiger Zellen entstanden ist, den Schutz von Nerven-, Stamm- und Keimzellen.

Zuckerentzug macht Krebszellen angreifbar

Wird der Nachschub für die Glukosevergärung durch eine Reduktion der Kohlenhydratmenge eingeschränkt und der Blutzuckerspiegel stabil gehalten, kann eine Krebszelle die Glukosevergärung nicht mehr völlig aufrechterhalten. Sie muss die Verbrennung mithilfe der Mitochondrien anschalten. Die Krebszelle bleibt zwar bestehen, kann aber nicht mehr zerstörerisch wachsen und sich nicht mehr vor den Angriffen des Immunsystems schützen. Damit wird aus einer Krebserkrankung eine stabile, beherrschbare Erkrankung. Es hört sich zwar unglaublich an, aber wenn Sie Kohlenhydrate wie Kartoffeln, Nudeln, Reis, weißes Mehl oder Zucker in der täglichen Nahrung stark reduzieren, hemmen Sie die Milchsäureproduktion in Krebszellen.
Um überleben zu können, muss die Krebszelle ihre Mitochondrien (re)aktivieren; nur so kann sie weiterhin Energie freisetzen. Durch das Umschalten von Vergärung auf Verbrennung wird aus einer gefährlichen, invasiv wachsenden Krebszelle wieder eine lokal verdrängend wachsende Tumorzelle. Der gutartige Tumor lässt sich anschließend leicht durch Standardbehandlungen wie Strahlen- und Chemotherapien eliminieren. Und weil der schützende Milchsäuremantel zurückgeht, kann auch das körpereigene Immunsystem wieder aktiv werden.
Einige Krebszellen haben sich schon so an das süße Leben gewöhnt, dass sie es nicht mehr schaffen, ihren Stoffwechsel bei einer Ernährungsumstellung anzupassen und die Mitochondrien zu reaktivieren. Sie sterben daher ab, wenn der Zucker ausbleibt.

FASTEN – DAS AUS FÜR AGGRESSIVE KREBSZELLEN

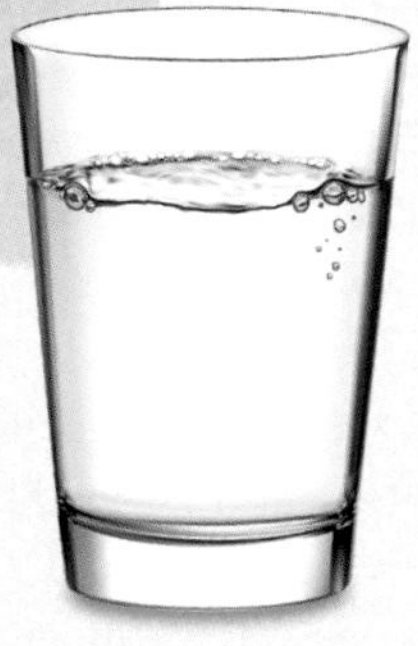

Immer mehr Menschen nutzen die Kraft des Fastens, um ihren Körper zu reinigen. So regen sie ihn an, seine Depots anzuzapfen, die er im Alltag anlegt.

Eine Studie einer Arbeitsgruppe um Valter Longo, Professor für Gerontologie und biologische Wissenschaften an der Universität Süd-Kalifornien / USA von 2012 belegt, dass sich Fasten, also die Zufuhr nur von Wasser, ungesüßten Tees, klarer Gemüsebrühe oder stark verdünnten Säften, positiv auf das Befinden von Krebspatienten auswirkt. An »Krebsmäusen« konnte er zeigen:

- Unter Fasten verlangsamt sich das Tumorwachstum.
- Die Kombination aus Fastenkur und Chemotherapie ist ausnahmslos effektiver als eine alleinige Behandlung mit verschiedenen Chemotherapien.
- Die Gefahr einer Metastasierung verringert sich um 75 Prozent, wenn die jeweilige Chemotherapie durch eine Fastenkur begleitet wird.

Diese äußerst eindrucksvollen Ergebnisse lassen sich mit den neuen Erkenntnissen über den TKTL1-Stoffwechsel erklären ▸ **siehe Seite 20 ff.**

FASTEN FÖRDERT DEN VERBRENNUNGSSTOFFWECHSEL

Durch ein gezieltes Fasten vor der Chemotherapie kann man verhindern, dass eine Tumorzelle den TKTL1-Schutzstoffwechsel aktivieren kann. Gleichzeitig werden schon vorhandene Krebszellen, die bereits resistent gegen eine Chemotherapie sind, gezwungen, die Vergärung ab- und den Verbrennungsstoffwechsel anzuschalten, weil durch den Verzicht auf Nahrung die Zuckerspeicher (Glykogenspeicher) in den Zellen und in bestimmten Organen (etwa in der Leber und der Skelettmuskulatur) aufgebraucht werden. Dadurch wird ein bereits vorhandener TKTL1-Schutzstoffwechsel inaktiviert und die Krebszelle wieder empfindlich für die Wirkung von Chemotherapien gemacht. Beim Fasten steht Zucker nicht mehr im Übermaß zur Verfügung. Die Folgen des Fastens für den Stoffwechsel sind:

- Blutzucker wird nur noch zur Energieversorgung für wichtige Zellen zur Verfügung gestellt (Nerven-, Gehirn-, Netzhaut-, Stamm-, Keimzellen).

- Das Gehirn muss seinen Zuckerhunger drosseln und verwertet zur Energieversorgung verstärkt Ketonkörper, um den Zucker teilweise zu ersetzen.
- Skelettmuskeln nutzen die Fettverbrennung als Energiequelle.
- Krebszellen müssen ihre Energieversorgung vermehrt aus der Verwertung von Fettsäuren und Ketonkörpern decken. Da sowohl Fettsäuren als auch Ketonkörper nur mithilfe der Mitochondrien (Verbrennung) in Energie umgewandelt und nicht für eine Vergärung durch das TKTL1-Enzym genutzt werden können, kann eine Krebszelle den TKTL1-Zuckerstoffwechsel nicht nutzen.
- Die Krebszellen können sich durch die Hemmung der Zuckervergärung nicht mehr ausbreiten, weil sie keine Milchsäure mehr bilden und so eine Zerstörung des umliegenden gesunden Gewebeverbandes (Matrixdegradation) verhindert wird. Damit wird vermieden, dass ein Tumor invasiv wächst und Tumorzellen andere Stellen des Körpers besiedeln (Metastasierung).

NUTZEN SIE DIE VORTEILE DER ANTI-KREBS-ERNÄHRUNG

Allerdings ist Fasten nur für diejenigen Krebspatienten sinnvoll, die noch nicht durch eine krankhafte Abmagerung (Kachexie) geschwächt sind. Und bei anderen Patienten besteht die Gefahr, dass sie sich nach dem Fasten wieder genauso ernähren wie davor: glukose- und stärkereich. Doch gerade das wäre fatal, weil dies das Wachstum der »ausgehungerten« Krebszellen erst recht ankurbeln würde.

Wenn Sie dagegen konsequent eine kohlenhydratarme Anti-Krebs-Ernährung befolgen, haben Sie die gleichen positiven Effekte wie beim Fasten, müssen jedoch nicht hungern. Ein weiterer Vorteil: Die langfristige Ernährungsumstellung verhindert, dass Sie nach einer gewissen Fastenzeit wieder in alte Essgewohnheiten zurückfallen und so das Wachstum der Krebszellen erneut anheizen.

Über die Anti-Krebs-Ernährung wird der Energiestoffwechsel der Tumorzelle beziehungsweise Krebszelle gesteuert und der Patient in eine dauerhaft ketogene Stoffwechsellage versetzt. Zusätzlich hemmen Polyphenole, Tocotrienole und spezielle Fettsäuren den TKTL1-Stoffwechsel und aktivieren den Verbrennungsstoffwechsel. Ergänzt durch entsäuernde Nahrungsmittel ▸ **siehe Seite 88**, die helfen, die gebildete Milchsäure abzubauen, wird die Umschaltung des Stoffwechsels aktiv unterstützt, sodass die positiven Effekte der Therapie über die Effekte des Fastens weit hinausgehen. Gleichzeitig werden die Einschränkungen und Gefahren (Kachexie), die bei Krebspatienten von einem Fasten ausgelöst werden können, vermieden und so die Lebenserwartung erhöht.

Weniger Kohlenhydrate, mehr Gesundheit

Um gesund zu bleiben oder Krankheiten zu überwinden, ist es wichtig, die Menge an Kohlenhydraten in der Nahrung sinnvoll zu begrenzen. Krebspatienten sollten den Kohlenhydratanteil auf maximal ein Gramm pro Kilo Körpergewicht pro Tag reduzieren. Wenn keine Krebserkrankung vorliegt, kann die Menge an aufgenommenen Kohlenhydraten zwei bis drei Gramm pro Kilogramm Körpergewicht pro Tag betragen. In Abhängigkeit vom Ausmaß der Bewegung und körperlichen Aktivität kann die Menge sogar nochmals angehoben werden. Das heißt: Wenn Sie sich viel bewegen und regelmäßig Sport treiben, dürfen Sie auch mehr Kohlenhydrate essen.

Stabiler Blutzuckerspiegel

Das Ziel einer gesunden Ernährungsumstellung ist nicht, den Blutzuckerspiegel zu senken, sondern starke Schwankungen und somit hohe Insulinausschüttungen zu vermeiden. Dazu müssen Sie weder hungern noch auf Genuss verzichten: Reduzieren Sie gewöhnlichen Zucker und Stärke und erhöhen Sie gleichzeitig den Öl-, Fett- und Eiweißanteil in der Nahrung. Für den Genuss verwenden Sie gesunde Zucker wie Galaktose, Trehalose und Isomaltulose, die den Blutzuckerspiegel stabil halten ▸ **siehe Seite 43 f.** Auch mithilfe natürlicher Zuckeraustauschstoffe wie Erythritol oder natürlicher Süßstoffe wie Stevia lässt sich Süße erzeugen, ohne dass der Zuckerstoffwechsel überlastet wird.

Ungesunder Zucker

Sich gesund zu ernähren bedeutet nicht, dass Sie in Zukunft auf Brot, Sättigungsbeilagen und Süßes völlig verzichten müssen. Sie sollten lediglich solche Zuckerarten meiden, die den Blutzucker rasant in die Höhe steigen lassen. Zu diesen zählen

- Glukose (Traubenzucker)
- Maltose (Malzzucker)
- Saccharose (Rohr- oder Rübenzucker)
- Laktose (Milchzucker); dieser Zweifachzucker ist zudem schwer verträglich, wenn der Körper nicht das zu seiner Spaltung nötige Enzym bildet (Laktase).
- Stärke aus pflanzlichen Lebensmitteln wie Getreide, Getreideprodukte (etwa Gebäck,

INFO

MASTHORMON

In der Tierzucht wird das Prinzip von Stärkekonsum und dem dadurch ausgelösten Insulinausstoß ausgenutzt, um Tiere schnell zu mästen oder Mastgänsen eine Fettleber zu stopfen (»Foie gras«). Insulin wird daher auch als »Masthormon« bezeichnet.

Brot und Nudeln), Mais, Kartoffeln und Knollengemüse

- Dextrine; sie entstehen bei der Spaltung von Stärke während der Verdauung.

Raffinierter Zucker enthält im Gegensatz zu Muttermilch oder frischen Früchten keine wertvollen Inhaltsstoffe wie Vitamine oder Spurenelemente. Gleichzeitig kann der Körper die Energie daraus besonders leicht in Kraftstoff für Muskeln, Nerven und Gehirn umwandeln – mit den negativen Folgen des Blutzuckeranstiegs.

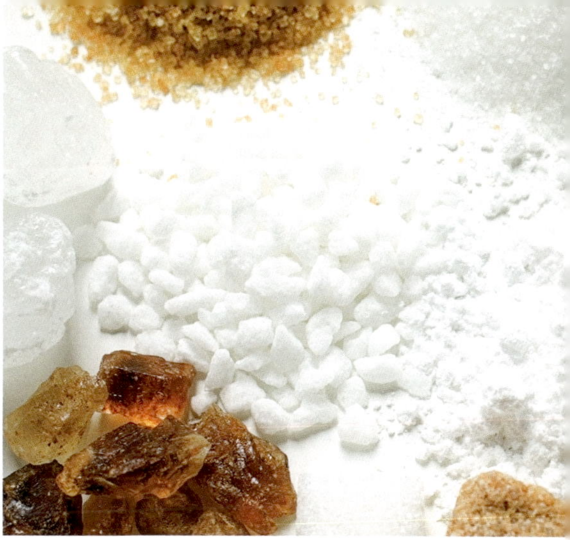

Haushaltszucker in jeglicher Form treibt den Blutzuckerspiegel rasch in die Höhe.

»Verträgliche« Zucker

Dagegen gibt es gesündere Zuckersorten, die helfen, dass Gesundheit und Genuss kein Widerspruch mehr sind. Mit ihrer Hilfe können Sie den Blutzuckerspiegel konstant halten und eine Insulinresistenz vermeiden. Dazu zählen:

Isomaltulose ist eine spezielle Verbindung aus Glukose und Fruktose, die der Körper nur schwer spalten kann. Der Zweifachzucker, der in geringen Mengen in Honig und Zuckerrohrextrakt vorkommt, sorgt für ein lang anhaltendes Sättigungsgefühl, regt die Fettverbrennung an und schont die Zähne, da die Bakterien im Mund, die Karies erzeugen, sie nicht abbauen können.

Galaktose (Schleimzucker) kommt in der Muttermilch und in Schleimhäuten von Tieren vor. Dieser Einfachzucker eignet sich hervorragend zur Versorgung der wichtigen Zellen des Körpers, die sich mithilfe der Vergärung vor Zellschäden schützen (insbesondere Gehirn- und Nervenzellen, Netzhaut- und Endothelzellen). Die Galaktose versorgt die Nerven auch dann mit Zuckerenergie, wenn bereits eine Insulinresistenz besteht. Davon profitieren unter anderem auch Alzheimer-Patienten, denn deren Nerven- und Gehirnfunktion wird gefördert.

Fruktose (Fruchtzucker) beeinflusst den Blutzucker ebenfalls nicht. Doch Vorsicht: Ein Übermaß belastet die Leber und stört den Harnstoff-Stoffwechsel. Menschen, die unter einer Fruktose-Resorptionsstörung leiden (der Körper kann Fruktose aus dem Darm schlecht aufnehmen), können auf ein Übermaß Fruktose mit Bauchschmerzen, Blähungen und Durchfall, aber auch mit Erschöpfung, innerer Unruhe oder Depressionen reagieren.

TIPP

ZUCKER MIT FETT UND / ODER EIWEISS KOMBINIEREN

Wenn Sie Kohlenhydrate mit Fett und / oder Eiweiß kombinieren, muss der Körper verschiedene Nährstoffe verdauen. Dadurch steigt der Zuckerwert im Blut zwangsläufig deutlich langsamer an. Ein Beispiel: Essen Sie eine Scheibe Weißbrot, spalten Verdauungsenzyme die Stärkeverbindungen blitzschnell auf und transportieren den freigesetzten Traubenzucker sofort ins Blut. Streichen Sie Butter aufs Brot oder legen eine Scheibe Putenbrust darauf, verlangsamt sich die Stärkespaltung. Der Zucker gelangt langsamer ins Blut, der Blutzuckerspiegel steigt langsamer und wird auch nicht so hoch, da ein Teil des freigesetzten Zuckers in der Zwischenzeit verbraucht wird. Dadurch beugen Sie nicht nur einem gestörten Zuckerstoffwechsel vor, sondern minimieren auch aktiv das persönliche Krebsrisiko.

Trehalose kommt als Reservestoff in manchen Pflanzen und Pilzen vor, aber auch in vielen Insekten. Bei diesem Zweifachzucker sind die beiden Glukose-Einheiten so verbunden, dass sie im Verdauungstrakt nur langsam gespaltet werden. Hierdurch wird die Glukose zwar vollständig, aber nur nach und nach freigesetzt, sodass der Blutzuckerspiegel entsprechend langsam steigt und nur ein geringer Insulinausstoß erfolgt. Da es sich bei Trehalose um eine reine Glukosequelle handelt, ist dieser Zucker ideal bei Fruktose- oder Laktose-Unverträglichkeit.

Erythritol ist ein natürlicherweise in menschlichen und tierischen Geweben vorkommender kristalliner Zuckeraustauschstoff. Er eignet sich zum teilweisen oder vollständigen Ersatz von Zucker; seine Süßkraft ist etwa halb so stark wie die von Haushaltszucker. Erythritol wird unverbraucht wieder ausgeschieden.

Inulin, ein Vielfachzucker aus Fruchtzucker, kommt unter anderem in Topinambur, Artischocken, Schwarzwurzeln und Pastinaken vor und wird weder im Magen noch im Dünndarm aufgenommen, da dem Menschen das Spaltenzym (Inulinase) fehlt. Und weil Inulin nicht zu Fruktose abgebaut wird, gelangt es auch nicht ins Blut, sondern wird im Enddarm von Bakterien in wertvolle kurzkettige Fettsäuren abgebaut. Inulin ist kein Süßungsmittel, sondern erinnert vom Geschmack eher an Sahne.

Apfelpektin, ein für Menschen unverdaulicher Vielfachzucker, wirkt positiv auf die Darmflora. Es fördert das Wachstum erwünschter Milchsäurebakterien.

Bezug aller Zucker ▸ **siehe Seite 139**.

VERSTECKTE ZUCKER LEICHT ERKENNEN

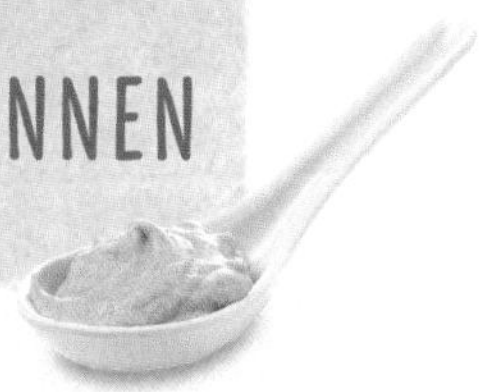

Einfach- und Zweifachzucker stecken nicht nur in Süßem, sondern auch in Nahrungsmitteln, in denen man sie eher nicht vermutet, zum Beispiel in Konserven, Marinaden für Fleisch oder Fisch und in Würzsaucen.

Oftmals wird mit dem Aufdruck »ohne Zusatz von Zucker« geworben. In einigen Fällen enthalten die Produkte dann aber Stärke oder natürlich vorkommende Zucker aus Früchten. Wenn Sie sich bewusst ernähren wollen, sollten Sie daher bei abgepackten Lebensmitteln und Fertiggerichten die Angaben auf der Verpackung genau studieren.

DAS VERRÄT DIE ZUTATENLISTE

Nicht immer ist auf den ersten Blick erkenntlich, ob ein Produkt Zucker enthält und um welchen es sich dabei handelt.

- Zutaten: Sie werden immer in der Reihenfolge des Gewichtsanteils angegeben; je weiter vorn eine Zutat steht, desto mehr von ihr ist enthalten.
- Kohlenhydrate (g/100 g): Hier stecken alle Arten von Zucker drin, auch Stärke. Doch auch andere Stoffe können enthalten sein, denn der Kohlenhydratanteil errechnet sich meist aus der Differenz von 100 minus Eiweiß, Fett, Ballaststoffe, Aschegehalt und Wasser. Ob und wie die angegebenen Kohlenhydrate den Blutzuckerspiegel beeinflussen, geht daraus nicht hervor.
- »davon Zucker (g/100 g)«: Angabe der Ein- und Zweifachzucker wie Glukose und Saccharose gemäß Analysewert.
- »ohne Zuckerzusatz«: Diesen Lebensmitteln dürfen keine Ein- und Zweifachzucker oder andere Bestandteile mit süßender Wirkung zugesetzt werden. Enthält das Produkt von Natur aus Zucker (was sehr oft der Fall ist), sollte dies durch den Hinweis »Enthält von Natur aus Zucker« deutlich gemacht werden. Allerdings halten sich nicht alle Hersteller daran.
- »Zuckerarm«: So gekennzeichnete feste Lebensmittel dürfen nicht mehr als 5 g Zucker pro 100 g enthalten, flüssige maximal 2,5 g Zucker pro 100 ml.
- »Zuckerfrei«: Mehr als 0,5 g Zucker pro 100 g oder 100 ml sind nicht erlaubt.
- »Reduzierter Gehalt an Zucker«: Der Zuckeranteil dieser Produkte muss mindestens 30 Prozent niedriger sein als normalerweise üblich.

INFO

VERWIRRENDE SCHLAGZEILEN

Seit einiger Zeit kursiert in vielen Tageszeitungen und Online-Portalen das Gerücht, Zucker bringe Krebszellen zum Absterben. Genau das Gegenteil ist jedoch der Fall: »Normaler« Zucker liefert Tumorzellen die nötige Energie zum Überleben, was besonders bei vergärenden, TKTL1-positiven Krebszellen negative Folgen haben kann ▸ **siehe auch Seite 20 ff.**
Hintergrund für die irreführenden Meldungen ist die Publikation einer Studie, in der ein Zuckerderivat (2-Desoxyglukose) zum Einsatz kam. Diese Zuckervariante wird zwar von Krebszellen aufgenommen, kann aber nicht verwertet werden. Die Krebszelle kann keinen Vergärungsstoffwechsel durchführen, muss daher die Energie wieder durch den Verbrennungstoffwechsel freisetzen und wird verwundbar für Chemo- und Strahlentherapie. Doch auch wenn die Experimente mit Zellkulturen und Mäusen erfolgreich waren: Die Verwendung dieses nicht verwertbaren Zuckers ist aufgrund der zu erwartenden starken Nebenwirkungen (etwa in den Nervenzellen) nicht ratsam.

Gefährliche Stärke in Getreide

Alle Getreidearten enthalten Stärke und damit Zucker. Ihr Korn oder das aus ihnen gewonnene Mehl sowie Produkte daraus überschwemmen den Körper also regelrecht mit Glukose. Aus diesem Grund können auch solche Menschen eine Insulinresistenz entwickeln, die wenig Süßes essen, aber gern bei Herzhaftem wie Brot und Nudelgerichten zugreifen.

Krank machendes Gluten

Darüber hinaus enthalten alle herkömmlichen Getreidearten Gluten. Dieses Klebereiweiß ist vor allem für die Backeigenschaften von Mehl von Bedeutung, da es sich mit Wasser zu einem klebrigen Teig verbindet und so die Backeigenschaft stark beeinflusst. An sich eine gute Sache. Allerdings führt Gluten bei immer mehr Menschen zu Unverträglichkeitsreaktionen mit Symptomen wie Durchfall, Übelkeit und Blähungen. Bei einer entsprechenden genetischen Veranlagung kann dies zum Ausbruch einer Zöliakie führen, einer entzündlichen Erkrankung der Darmschleimhaut, die mit chronischen Durchfällen und Blähungen, Gewichtsverlust, Bauchschmerzen, Erbrechen und Übelkeit einhergeht. Moderne Weizensorten enthalten ein besonders gefährliches Gluten, das äußerst starke Entzündungsreaktionen hervorruft, die oftmals auch Entzündungen der Haut und Stimmungsveränderungen umfassen. Zudem verursacht Gluten Löcher in der Darmschleimhaut, durch die Nahrungspartikel in den Körper gelangen und Entzündungsreaktionen auslösen. Etwa ein Drittel der Bevölkerung leidet an den Folgen des löchrigen Darms, ohne dass eine Zöliakie vorliegt. Weil rund 30 Prozent aller Typ-I-Diabetiker gleichzeitig an einer Zöliakie leiden, steht Gluten zudem im Verdacht, diese Form der Zuckerkrankheit zu begünstigen. Mittlerweile gibt es immer mehr Hinweise darauf, dass auch Migräne und Stimmungsschwankungen durch Gluten ausgelöst werden können.

Zudem enthalten die Samen von Getreiden sogenannte Fraßschutzstoffe (Lektine), womit die Getreidepflanze versucht, ihre Samen vor dem Gefressenwerden zu schützen. Im menschlichen Organismus sind diese Schutzstoffe eher »Krankmacher«, weil sie Entzündungen im Darm und in anderen Organen auslösen können.

Gesunde Getreidealternative

Den krank machenden Effekt von Weizen, aber auch von Reis und Mais kann man allerdings umgehen, denn es gibt verschiedene Pflanzenarten, aus denen stärkearme Mehle gewonnen werden können.

GLUTENFREIE GETREIDESORTEN

Als Pseudogetreide werden Grassamen wie Amaranth, Canihua, Hirse und Quinoa sowie Mais bezeichnet. Buchweizen ist zwar ein Knöterichgewächs, doch da auch seine Samen zu Mehl vermahlen werden können, zählt er ebenfalls zu den Pseudogetreiden. Die genannten Getreidesorten sind glutenfrei, das bedeutet jedoch nicht, dass sie keine Stärke enthalten. Im Gegenteil: Gerade Mais enthält sehr viel Zucker. Canihuamehl ist deutlich ärmer an Stärke und dazu noch reich an Eiweiß, Eisen, Mineralien und Folsäure. Sie sehen: Es gibt auch bei den glutenfreien Mehlen große Unterschiede. Achten Sie deshalb nicht nur auf die Glutenfreiheit, sondern auch auf den Stärkegehalt.

TIPP

BALLASTSTOFFPULVER

Eine sichere Alternative zu glutenhaltigen Mehlen stellen glutenfreie, eiweißhaltige Ballaststoffpulver dar (Bezug, ▸ **siehe Seite 139**). Sie eignen sich nicht nur als Ersatz für Weizenmehl beim Backen und Kochen, weil sie ohne gesundheitliche Risiken die Bindefähigkeit von Backwaren oder Nudeln gewährleisten. Das Pulver hat sich auch als Panade für Fleisch und Fisch, zum Andicken von Saucen und Suppen oder zur Herstellung von ballaststoffreichen Eiweißshakes bewährt.

Urgetreide wie Einkorn, Emmer, Kamut und Dinkel enthalten ebenfalls weniger Gluten beziehungsweise weniger schädliche Glutenformen als Weizen und sind daher ebenfalls für eine kohlenhydratarme Ernährungsform geeignet. Nicht zuletzt, weil sie im Gegensatz zu modernen Züchtungen noch wichtige sekundäre Pflanzenstoffe ▸ siehe Seite 73 ff. und Eiweiß enthalten.

WERTVOLLES MEHL AUS ÖLSAMEN

Besonders wertvolle kohlenhydratarme Mehle lassen sich auch aus den Schalen oder dem Presskuchen von Ölsamen gewinnen, die bei der Kaltpressung von Ölen zurückbleiben. Leinsamen-, Mandel-, Kürbiskern-, Granatapfelkern- und Traubenkernmehl sind glutenfrei und enthalten wertvolle Öle sowie Ballaststoffe. Weil aber zum Beispiel Leinsamenpresskuchen (direkt aus der Ölmühle zu beziehen) noch nicht gemahlen ist, müssen Sie dies zu Hause selbst übernehmen. Dazu eignet sich eine Kaffeemühle. Beim Backen und Kochen haben Mehle aus Ölsamen den Vorteil, dass sie Öle nicht wie Löschpapier aufsaugen. So verhindern sie, dass der Körper diese aufnehmen kann. Sie sind zudem reich an sekundären Pflanzenstoffen, beispielsweise Polyphenolen ▸ siehe Seite 73 ff. Allerdings eignen sich die Mehle aufgrund ihrer meist dunklen Farbe und des recht starken Eigengeschmacks weniger als alleiniger Mehlersatz denn als ballaststoffreicher Zusatz in Mehlmischungen.

TIPP

LASSEN SIE SICH ZEIT

Stellen Sie Ihre Ernährung nicht abrupt von einem Tag auf den anderen um, sonst fühlen Sie sich bald müde und abgeschlagen. Schließlich hat sich Ihr Körper über Jahre an Zucker als Energielieferant gewöhnt. Er benötigt daher etwa zwei Wochen, um sich an die neue Nahrung und die Verstoffwechselung von Eiweiß und Fetten / Ölen zu gewöhnen. Reduzieren Sie daher die Kohlenhydratzufuhr innerhalb von 14 Tagen nach und nach.

GLUTENFREIES MEHL AUS HÜLSENFRÜCHTEN

Kichererbsen enthalten einen Dreifachzucker (Oligosaccharid), den der Körper nicht verdauen kann und der zugleich die gesunde Darmflora fördert. Ihr Mehl hat einen deutlich geringeren Anteil an verwertbaren Kohlenhydraten als Weizenmehl, lässt den Blutzuckerspiegel daher weniger stark ansteigen und ist zudem glutenfrei. Man kann es für Spezialitäten wie Hummus und Falafel verwenden oder auch Konfekt zubereiten. Im Reformhaus und im Lebensmittelversand im Internet gibt es sogar Nudeln aus Kichererbsenmehl.

Über die gleichen Bezugsquellen sind auch Nudeln aus verschiedenen Linsenarten wie zum Beispiel Berglinsen erhältlich.

Brauchen wir überhaupt Kohlenhydrate?

Obwohl Glukose ein lebenswichtiges und zentrales Stoffwechselprodukt des menschlichen Organismus ist, ist es nicht lebensnotwendig, Glukose oder andere Kohlenhydrate zu essen. Denn der Körper kann aus Eiweiß und dem Fettbestandteil Glyzerin selbst Glukose bilden (Glukoneogenese). Besonders wichtige Zellen wie Nervenzellen, Netzhaut-, Stamm- und Keimzellen brauchen nämlich ständig eine Mindestmenge an Glukose, um Energie freizusetzen, ohne dass dabei wie bei der Energiegewinnung durch Verbrennung gefährliche Radikale gebildet würden ▸ **siehe Seite 17**. Dadurch schützen sie sich vor Radikalschäden und dem unerwünschten Absterben durch Apoptose.

Eiweiß statt Zucker

Durch die Fähigkeit, den Zuckerbedarf über Eiweißkonsum zu decken, konnten unsere Urzeitahnen nicht nur lange Wintermonate überstehen, in denen sie sich witterungsbedingt hauptsächlich von Fleisch und Fisch ernährten. Weil die Leber das Eiweiß nur langsam und kontinuierlich in Zucker umwandeln kann, bleibt auch der Blutzuckerspiegel konstant – im Gegensatz zum raschen Anstieg nach dem Verzehr von Brot, Nudeln, Gebäck oder Süßigkeiten. Dadurch bleiben nicht nur übermäßige Insulinausschüttungen aus, sondern auch Heißhungerattacken. Der aus Eiweiß gewonnene Zucker hält lange satt; Sie bleiben wach und fit und fallen nicht in ein durch Unterzucker ausgelöstes Leistungstief. Wer die Glukoneogenese zur Glukoseversorgung der Zellen nutzt, führt dem Organismus nicht zuletzt automatisch sehr viele essenzielle Aminosäuren zu. Enthält die Nahrung hingegen zu viel Zucker und Stärke, kann es zu einem Mangel an diesen lebenswichtigen Eiweißbausteinen kommen.

Urgetreidesorten wie Emmer enthalten wenig Gluten, aber viele sekundäre Pflanzenstoffe.

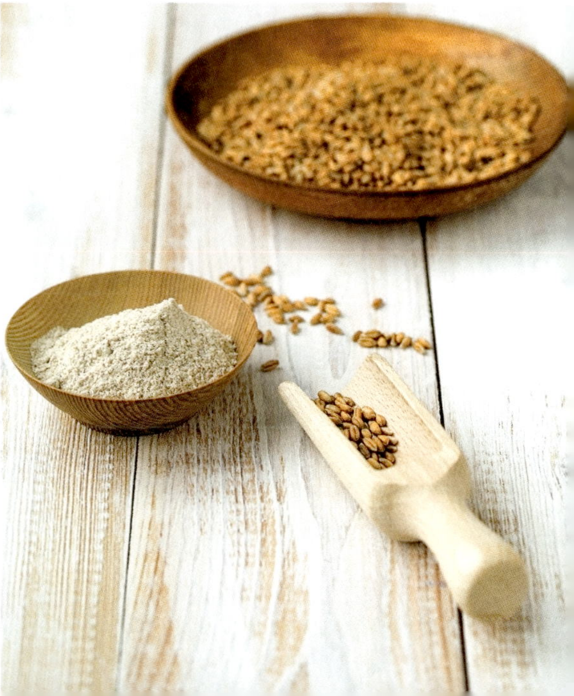

AKTIV GEGEN KREBS

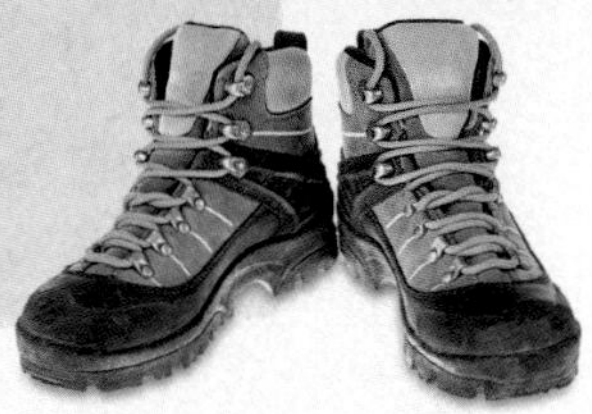

Regelmäßige Bewegung und moderater Ausdauersport haben einen sehr viel stärkeren Einfluss auf den Stoffwechsel, als man bisher gedacht hat.

Intensiver Sport senkt die Sterblichkeitsrate bei Darm- und Brustkrebs (hierzulande die häufigsten Krebsarten) um bis zu 40 Prozent und ist somit wirksamer als ein Teil der Chemotherapeutika. Sport sorgt dafür, dass die Skelettmuskeln empfindlicher auf Insulin reagieren, sodass sich der Blutzuckerspiegel deutlich besser kontrollieren lässt. Amerikanische Wissenschaftler empfehlen daher, mehrmals pro Woche 30 bis 60 Minuten Kraft- oder Ausdauersport zu betreiben, um das persönliche Brust- und Darmkrebsrisiko zu senken.
Die beschränkte Aufnahme von Kohlenhydraten und das Vermeiden von Blutzuckerspitzen vermindern außerdem eine Verklebung (Glykierung) des roten Blutfarbstoffes (Hämoglobin) mit Glukose. Dadurch erhöht sich die Sauerstofftransportfähigkeit des Blutes. Die körperliche Leistungsfähigkeit steigt und die Schwelle des Übergangs vom aeroben in den anaeroben Bereich verschiebt sich. Gleichzeitig wird die Energiefreisetzung in den Mitochondrien gefördert, weil mehr Sauerstoff für eine Verbrennung zur Verfügung steht.

SECHS GESUNDE ARGUMENTE FÜR SPORT

Wenn Sie regelmäßig aktiv werden, …

1. … beeinflussen Sie die Effektivität Ihres Immunsystems positiv.
2. … bauen Sie aktiv Ihren stressinduzierten Adrenalinspiegel ab und leeren gleichzeitig die Glukosespeicher.
3. … erhöhen sich die Mitochondrienaktivität und die Fettverbrennung, wodurch leichter Ketonkörper gebildet werden können. Diese wiederum unterdrücken das Wachstum von Krebszellen und haben zudem eine angstlösende Wirkung im Gehirn ▸ **siehe Seite 66.**
4. … schüttet die Bauchspeicheldrüse gleichmäßiger Insulin aus und bildet zudem vermehrt Insulinrezeptoren aus.
5. … werden die Blutgefäße elastischer und können sich dadurch besser anpassen. Zudem erhöht sich die Zahl der Blutkörperchen, was einen erhöhten Sauerstofftransport begünstigt.
6. … erweitert sich das Lungenvolumen – gerade bei Lungenkrebspatienten ist dies von größter Bedeutung.

SPORT TROTZ KREBS?

Da Sauerstoff die Grundvoraussetzung für die Verbrennung in den Mitochondrien ist, kurbeln Sie mit dem richtigen Training nicht nur die Aktivität der kleinen Zellkraftwerke richtig an und machen damit den Krebszellen das Leben schwer. Bewegung leert auch die körpereigenen Glykogenspeicher in der Leber (Glykogen ist die Speicherform von Glukose). Dadurch enthält sie den Krebszellen ihre »Nahrung« vor und hindert sie daran, zu wachsen und sich im Körper auszubreiten.

Aktuelle Untersuchungen des Zentrums für Gesundheit der Sporthochschule Köln zeigen, dass es sogar sinnvoll und gesund ist, noch im Krankenhaus mit einem leichten Training zu beginnen.

Geeignete Sportarten für Krebspatienten sind: Wassertherapie, Aquagymnastik, Schwimmen, Radfahren, Wandern, Nordic Walking, Joggen, Skilanglauf, Inlineskaten, Tanzen und Crosstraining.

Wenn Sie körperlich eingeschränkt sind und (noch) keinen Sport ausüben dürfen, helfen moderate Übungen auf dem Mini-Trampolin oder ein spezielles Vibrationsgerät, den Muskelabbau zu verhindern und den Körper auf die Wiederaufnahme von sportlichen Aktivitäten vorzubereiten. Beim Vibrationsgerät erzeugen mechanische Schwingungs- und Rüttelbewegungen im stehenden Körper 25 bis 50 Muskelkontraktionen pro Sekunde und bringen so die Muskeln sehr effektiv zur Arbeit. Beim Mini-Trampolin führen Sie ganz langsame Bewegungen aus – es geht nicht darum, in die Höhe zu schnellen. Stellen Sie sich einfach auf das Schwungtuch und fangen Sie an, langsam zu wippen. Das trainiert die Muskeln auf sehr sanfte Art.

SPORT VERBESSERT AUCH DAS PSYCHISCHE BEFINDEN

Wenn Sie regelmäßig trainieren, profitiert nicht zuletzt Ihre Psyche. Gerade beim Ausdauersport wird reichlich Endorphin ausgeschüttet, ein körpereigenes Glückshormon. Auch der soziale Kontakt beim Sport spielt eine große Rolle. Krebspatienten leiden nach der Diagnose häufig an sozialer Vereinsamung; nicht selten wenden sich Freunde und Bekannte verunsichert ab. Einige Patienten fühlen sich nach der Diagnose zudem erst einmal fremd in ihrem Körper, den sie nun mit einem arglistigen »Mitbewohner« teilen müssen. Nicht selten befürchten sie auch, den ohnehin schon geschwächten Körper durch Sport noch mehr zu belasten. Dabei ist das Gegenteil der Fall: Mit moderatem Ausdauersport können Sie Ihren Körper stärken und Ihre Gesundheit verbessern. Wenn Sie aktiv werden, merken Sie bald, dass sich Ihre Stimmung bessert und Ihr Selbstvertrauen zunimmt. Viele Selbsthilfegruppen bieten Sport an. Nutzen Sie diese Chance, über Ihre Ängste zu sprechen und gemeinsam dem Krebs davonzulaufen.

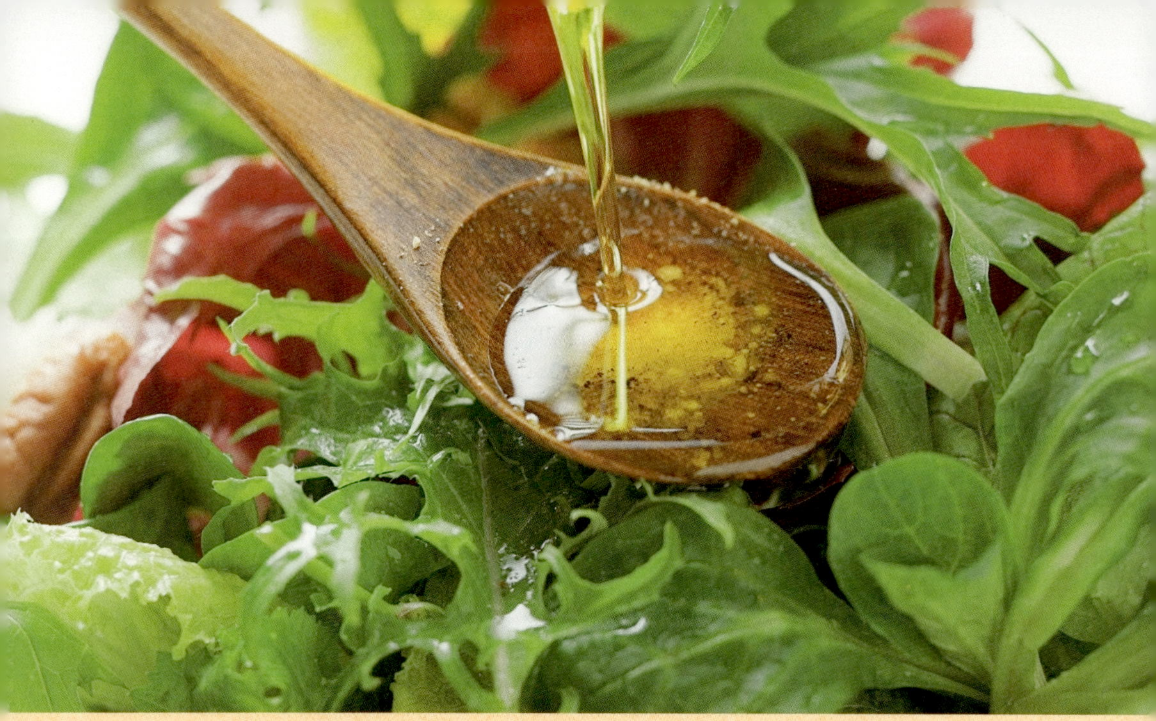

MEHR GESUNDE FETTE

Fette und Öle zählen zu den wichtigsten Nährstoffen. Besonders wichtig sind einige von ihnen, die als essenzielle (lebensnotwendige) Fettsäuren bezeichnet werden, da sie genauso lebensnotwendig sind wie Vitamine. Sie greifen in verschiedenste Prozesse wie Hormonstoffwechsel, Entzündungs- und Heilungsprozesse ein. Weil der Körper diese essenziellen Fettsäuren jedoch nicht selbst herstellen kann, müssen Sie ihm diese in einem ausgewogenen Mengenverhältnis mit der Nahrung zuführen.

Darüber hinaus sind Fette und Öle auch dafür verantwortlich, dass der Körper überhaupt erst die fettlöslichen Vitamine A, D, E und K ▸ **siehe Seite 60** aufnehmen kann. Auch dadurch leisten sie einen enormen Beitrag zur körperlichen und geistigen Gesundheit, vor allem zur Erhaltung der Funktionsfähigkeit der Nerven und des Gehirns.

Fett – besser als sein Ruf

Für viele Menschen ist fetthaltiges Essen noch immer der Inbegriff der ungesunden Ernährung. Dabei macht Fett keineswegs automatisch fett, im Gegenteil.

- Fett enthält mehr Energie als Kohlenhydrate. Weil es zudem kein Wasser bindet, kann es bezogen auf sein Gewicht die größte Menge Energie speichern.
- Fett macht satt: Qualitativ hochwertige Öle sättigen nachhaltig und schützen so vor Heißhungerattacken, bei denen wir gern zu Zuckerhaltigem greifen.
- Fett macht schlank: Wer ausreichend viel gesundes Fett isst, kann sein Optimalgewicht gut halten oder wieder finden. Wenn Sie dagegen aus Sorge um die Figur ständig hungern, arbeitet der Stoffwechsel nur noch effizienter. Dadurch wäre immer weniger Nahrung nötig, um satt zu werden. Weil die Portionen beim Essen aber meistens gleich bleiben, landet die unverbrauchte Energie erst einmal in den Fettzellen. Und da bleibt sie meist auch.
- Fett schützt vor Krebs: Krebszellen können die Energie aus Fettsäuren, dem Hauptbestandteil der Fette, nicht verwerten. Sie müssen dazu ihren Stoffwechsel erst wieder auf Verbrennungsmodus umschalten. Dadurch werden sie aber angreifbar durch das Immunsystem sowie Behandlungsmethoden wie Chemotherapie und Bestrahlung.

Was unterscheidet Fette und Öle?

Fette und Öle unterscheiden sich primär im Schmelzpunkt. Fett ist bei Raumtemperatur fest, Öl dagegen flüssig. Der Schmelzpunkt hängt von mehreren Faktoren ab, zum Beispiel von der Länge der Fettsäuremoleküle und vom Anteil an ungesättigten Fettsäuren. Grundsätzlich lassen sich alle Fette und Öle in folgende Untergruppen einteilen:

- Fette / Öle mit überwiegend gesättigten Fettsäuren, wie Butter und Kokosöl.
- Fette / Öle mit einem ähnlich hohen Anteil von gesättigten und ungesättigten Fettsäuren, wie Schweine- oder Gänseschmalz.
- Fette / Öle mit einem hohen Anteil einfach ungesättigter Fettsäuren, wie Olivenöl.
- Fette / Öle mit mehrfach ungesättigten Fettsäuren, die einen hohen Anteil an essenziellen Omega-3-Fettsäuren ▸ **siehe Seite 55** haben, wie Leinsamen- und Rapsöl oder das Fett einiger Kaltwasserfische.

TIPP

FETT ENTSCHÄRFT KOHLENHYDRATE

Kombinieren Sie Kohlenhydrate mit Fetten, steigt der Zuckerwert im Blut sehr viel langsamer an. Fett ist also auch im Hinblick auf den konstanten Blutzuckerspiegel ein hochwertiges Lebensmittel.

TIPP

KONSUMIEREN SIE MEHR MCT-ÖLE

Die mittelkettigen MCT-Öle (Middle Chain Triglycerides) kommen in der Natur nicht als reine Öle vor, sondern als Bestandteile in Kokos- und Palmkernfett sowie Butter. Im Gegensatz zu normalen Ölen oder Fett mit langen Fettsäuremolekülen sind MCT-Öle bedingt wasserlöslich, daher sind sie im Blutkreislauf nicht auf Transporteiweiße (Lipoproteine) angewiesen und können direkt gelöst im Blut transportiert werden. Für ihre Verdauung sind keine Gallensäfte zur Auflösung nötig, und sie wirken sich nicht negativ auf den Cholesterinspiegel aus. Zellen können die Energie aus MCT-Ölen schnell aufnehmen. Nerven können sich damit vor Schäden schützen, die ansonsten zu ihrem Absterben und zu Erkrankungen wie Alzheimer führen. Weil sie nicht zuletzt die Fettverbrennung in den Mitochondrien fördern, können MCT-Öle mit verhindern, dass Tumorzellen auf Vergärung umschalten. Nehmen Sie MCT-Öle als Kokosöl oder Ölmischung ▸ **siehe Seite 93** ein, der MCT-Öle zugesetzt wurden. Sie können bis 10 Gramm MCT-Öle über den Tag verteilt essen.

- Fette / Öle mit mehrfach ungesättigten Fettsäuren, die einen hohen Anteil an essenziellen Omega-6-Fettsäuren ▸ **siehe Seite 59** aufweisen, wie zum Beispiel Distel- und Sonnenblumenöl.

WIE STABIL SIND FETTSÄUREN?

- Gesättigte Fettsäuren reagieren nicht mit Luftsauerstoff und bleiben auch beim Erhitzen stabil. Daher sind sie ideal zum Braten und Frittieren.
- Mehrfach ungesättigte Fettsäuren sind sehr reaktiv und verbinden sich schnell mit dem Sauerstoff aus der Luft und werden ranzig. Dadurch ändert sich ihr Geschmack deutlich. Auch beim Erhitzen neigen sie zu chemischen Reaktionen. Teilweise bilden sich dabei sogar gefährliche chemische Verbindungen oder sie werden so stark verändert, dass sie für den Körper unbrauchbar sind. Deshalb eignen sie sich nur für die kalte Küche.
- Einfach ungesättigte Fettsäuren sind nicht ganz so reaktiv wie mehrfach ungesättigte, aber weniger stabil als gesättigte.

Gesundheitlicher Wert von Fetten und Ölen

Im Gegensatz zur landläufigen Meinung stimmt es nicht, dass tierische Fette vor allem gesättigt sind, pflanzliche Öle dagegen ungesättigt. Kokosöl/-fett beispielsweise enthält mehr gesättigte Fettsäuren als Schweine- und Gänseschmalz. Ebenso wenig stimmt, dass ungesättigte Fettsäuren generell gesünder sind als gesättigte. Trotzdem kommt es im Hinblick auf ihre positive Wirkung darauf an, die richtigen Fette und Öle in der Küche zu wählen: Unser Stoffwechsel benötigt vor allem die essenziellen, mehrfach ungesättigten Fettsäuren (Omega-3- und Omega-6-Fettsäuren), ergänzt von einfach ungesättigten Fettsäuren – alle in ausreichenden Mengen und im richtigen Verhältnis zueinander.

Omega-3-Fettsäuren

Die Veränderungen, die das moderne Leben in den vergangenen Jahrzehnten mit sich brachte, wirken sich in großem Maße auf die Ernährung aus. Wir ernähren uns nicht nur extrem kohlenhydratlastig, sondern leiden auch unter einer deutlichen Unterversorgung an bestimmten Fetten, allen voran an Omega-3-Fettsäuren. Über Jahrtausende deckte der Mensch seinen Bedarf daran über das Fleisch grasfressender Beutetiere oder Fisch. Doch die Zeiten haben sich geändert. Dabei sind gerade diese mehrfach ungesättigten Fettsäuren so wichtig für die Gesundheit und das Wohlbefinden. Sie können zum Beispiel Bluthochdruck reduzieren, die Psyche stabilisieren und sogar vor Herz-Kreislauf-Erkrankungen und Krebs schützen. Omega-3-Fettsäuren wirken zudem anti-angiogenetisch, hemmen also die unerwünschte Blutgefäßneubildung – genauso wie die neueste Generation der Antikrebsmedikamente (Anti-Angiogenese-Medikamente). Omega-3-Fettsäuren können also eine Krebstherapie unterstützen und sind daher ein wichtiges Element der gesunden Anti-Krebs-Küche.

Auf die Menge kommt es an

Damit Omega-3-Fettsäuren ihre positive Wirkung optimal entfalten können, dürfen Sie sie nicht im Übermaß einnehmen. An-

WICHTIG

GEFÄHRLICHE TRANSFETTE

Bei der industriellen Herstellung von Fetten aus flüssigen Ölen (zum Beispiel Margarine) können gefährliche Transfettsäuren entstehen, die in der Natur so nicht vorkommen und die der Gesundheit mitunter ernsthaft schaden. Denn Transfette gelten nicht nur als zellschädigend. Sie sorgen unter anderem auch für höhere LDL-Cholesterinwerte (»schlechtes« Cholesterin) und fördern damit deutlich das Risiko für koronare Herzkrankheiten – von Arteriosklerose bis hin zu einem Herzinfarkt. Beachten Sie daher stets die Packungsangaben oder wenden Sie sich bei Unsicherheiten direkt an den Hersteller.

sonsten drohen gesundheitliche Risiken wie eine verstärkte Blutungsneigung oder eine erhöhte Infektionsgefahr. In Kombination mit einer stark kohlenhydratlastigen Ernährung, wie sie heutzutage leider oft typisch ist, kann die Anti-Angionese-Wirkung außerdem genau das Gegenteil des gewünschten Effekts haben: Sie begünstigt Krebs und Metastasenbildung, weil die Tumorzellen gezwungen werden, auf Vergärung umzuschalten. Achten Sie daher auf die Konzentration im Körper. Am besten gelingt dies, indem Sie zu Ölmischungen greifen, die genau auf die einzelnen Fettsäuren abgestimmt sind ▸ **siehe Seite 90 f.**

TIPP

VITAMIN E – DARAUF KOMMT ES AN

Öle, die reich an Omega-3-Fettsäuren sind, werden sehr schnell ranzig. Um diesen Prozess aufzuhalten, fügt man ihnen Vitamin E in Form des synthetisch hergestellten Tocopherols zu, das jedoch die Krebsbildung fördert. Achten Sie deshalb beim Einkaufen darauf, dass ein natürlicher Vitamin-E-Komplex mit Tocotrienolen verwendet wurde. Auf der Verpackung muss sich die Angabe »Tocotrienol-haltiges Vitamin E« finden.

Die besten Omega-3-Quellen

Man unterscheidet drei Formen der Omega-3-Fettsäuren:

- Alpha-Linolensäure (ALA) kommt vor allem in Pflanzen vor, besonders reichlich in Leinsamen sowie in Nüssen wie Mandeln, Walnüssen oder Hanfsamen (botanisch korrekt Hanfnüsse).
- Eicosapentaensäure (EPA) und Docosahexaensäure (DHA) finden sich vor allem in fetten Kaltwasserfischen wie Makrele und Lachs, aber auch im Fleisch von mit Gras und Kräutern gefütterten Weidetieren (in Bioqualität).

Während der menschliche Organismus EPA und DHA direkt nutzen kann, müssen Enzyme die Alpha-Linolensäure aus den Pflanzen erst in diese »aktiven« Formen umwandeln. Deshalb sollte zumindest ein Teil der Omega-3-Fettsäuren immer in Form von EPA und DHA aufgenommen werden.
Ihr Körper kann aus ALA nur dann eine ausreichend große Mengen EPA und DHA herstellen, wenn Sie regelmäßig grüne Blattsalate, Gemüse, Sprossen, frische Kräuter, Samen und Nüsse essen.

PFLANZLICHE QUELLEN

Samen und Öl von heimischen Pflanzen wie Lein, Hanf und Leindotter oder der mittelamerikanischen Pflanze Chia weisen eine besonders hohe Konzentration an Omega-3-Fettsäuren auf. Weitere, bisher jedoch kaum genutzte Quellen für pflanzliche Omega-3-

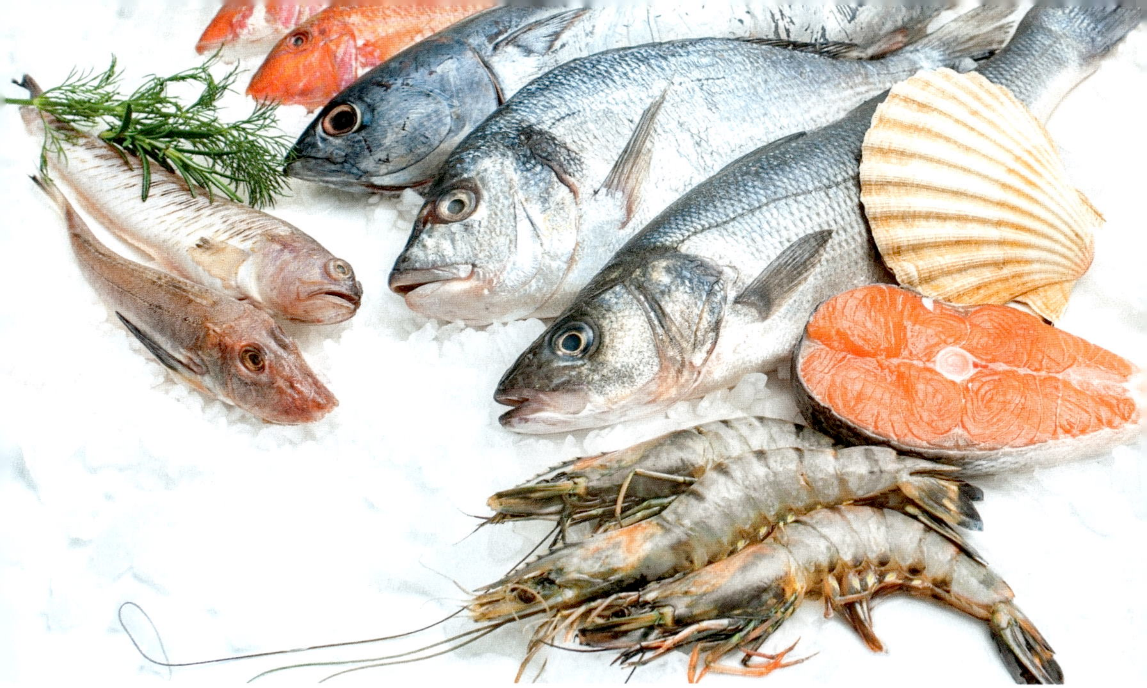

Fische und Meeresfrüchte enthalten reichlich Eiweiß, aber auch Mineralstoffe und Spurenelemente. Vor allem fettreiche Kaltwasserfische wie Lachs sind zudem gute Omega-3-Fettsäure-Quellen.

Fettsäuren stellen Himbeernuss-, Hagebuttenkern- und Kiwisamenöl dar. Sie haben nicht nur einen weniger unangenehmen Eigengeschmack als die »klassischen« Omega-3-Öle. Kiwisamenöl hat sogar noch einen höheren Anteil als Leinsamenöl (etwa 65 Prozent gegenüber 58 Prozent).
Einen deutlich geringeren Anteil an Omega-3-Fettsäuren haben Rapsöl (6 bis 14 Prozent), Sojaöl (8 bis 10 Prozent) sowie Walnussöl (13 Prozent).

FISCH

Fische und Meeresfrüchte sind nicht nur reich an Eiweiß, Mineralstoffen, Spurenelementen und Vitaminen (etwa Vitamin B_{12}, Vitamin D, Zink, Fluor und Jod). Sie liefern auch wertvolle Fettsäuren – vorausgesetzt, sie ernähren sich artgerecht. Der Gehalt an Omega-3-Fettsäuren hängt aber auch von der Fischart ab: Fette Fische wie Aal, Hering, Makrele, Thunfisch und Lachs enthalten mehr als zehn Prozent Fett und sind daher auch reich an den essenziellen Fettsäuren. Fettarme Arten wie Kabeljau, Schellfisch, Seelachs, Zander, Hecht, Flussbarsch oder Flunder bringen es dagegen auf weniger als ein Prozent Fett. Süßwasserfische wie Karpfen, Forelle und Saibling sind eine gute Alternative zu frischem Meeresfisch.

Um die Versorgung mit Omega-3-Fettsäuren zu sichern, können Sie zwei- bis dreimal pro Woche Fisch essen. Da Meeresfische aufgrund der Umweltverschmutzung stark belastet sind und außerdem viele Arten wegen der Überfischung bereits am Rande des Aussterbens stehen, stellt DHA / EPA in Kapselform eine sinnvolle Alternative dar. Sie können auch mit DHA / EPA angereicherte Lebensmittel zu sich nehmen.
Eine gute Alternative zu teilweise mit Pestiziden und Schwermetallen belasteten Fischölkapseln sind DHA-Kapseln aus Algen, die an Land kultiviert werden und unbelastet von Umweltgiften sind. Omega-3-Fettsäuren aus Algen stellen ohnehin die ursprüngliche Quelle dar, aus denen die Omega-3-Fettsäure der Fische stammt.

FLEISCH

Ursprünglich ist auch Fleisch reich an Omega-3-Fettsäuren. Schließlich ernähren sich Tiere von frischem Gras und Kräutern (oder fressen andere Tiere, die sich davon ernährten). Heutzutage hängt der Omega-3-Gehalt davon ab, womit ein Tier gefüttert wird. Das Fleisch pflanzenfressender Wildtiere zum Beispiel ist noch immer genauso reich an Omega-3-Fettsäuren wie vor Jahrtausenden. Das Gleiche gilt für ursprüngliche, artgerecht ernährte Haustierrassen, deren Fleisch zum Teil sogar einen höheren Omega-3-Fettsäureanteil hat als Fisch. Bei Kühen dieser Art enthält auch die Milch (und die daraus hergestellte Butter und der Käse) diesen hohen Anteil an Omega-3-Fettsäuren. Kraftfutter (Getreide) dagegen verändert die Zusammensetzung des Fettsäuremusters negativ und somit die Qualität des Fleisches. Beim Fleisch von derart gefütterten Tieren ist der Gehalt an Omega-3-Fettsäuren deutlich geringer oder sogar überhaupt nicht mehr nachzuweisen. Greifen Sie daher so oft es geht zu Produkten von Tieren aus artgerechter Haltung und Fütterung. Der bessere Geschmack und die gesundheitsfördernde Wirkung wiegen den höheren Preis auf.

TIPP

L-CARNITIN

L-Carnitin fördert die Verbrennung von Fettsäuren in den Mitochondrien und macht Krebszellen so empfindlicher für Chemo- und Strahlentherapien. Der menschliche Körper kann die vitaminähnliche Substanz zwar selbst bilden, nimmt sie jedoch hauptsächlich über Fleisch auf. Besonders reich an L-Carnitin ist rotes Fleisch, insbesondere Lamm. Weißes Fleisch und vor allem Gemüse enthalten dagegen nur wenig oder gar kein L-Carnitin. Gerade Vegetarier und Veganer sollten daher entsprechende Nahrungsergänzungsmittel zu sich nehmen.

Omega-6-Fettsäuren

Omega-6-Fettsäuren sind genauso lebenswichtig wie Omega-3-Fettsäuren, und wie diese müssen wir sie mit der Nahrung aufnehmen. Enthalten sind sie zum Beispiel in Sonnenblumen- oder Distelöl. Im Gegensatz zu Omega-3-Fettsäuren nehmen wir in der Regel aber viel zu viel von Omega-6-haltigem Öl zu uns. Infolge des modernen Ernährungsstils liegt der Omega-6-Anteil gegenüber dem Omega-3-Fettsäuren-Anteil in der Regel bei 15 – 20:1; zuweilen wurde schon ein Verhältnis von mehr als 50:1 gemessen. Dabei sollte es nicht mehr als 3:1 betragen, idealerweise sogar 1:1.

Das Zuviel an Omega-6-Fettsäuren hat gesundheitliche Folgen: Zum einen kann der Körper Omega-6-Fettsäuren über mehrere Zwischenstufen zu Arachidonsäure und dann in Gewebshormone mit entzündungsfördernder Wirkung umwandeln (Prostaglandine). Zum anderen beeinträchtigen Omega-6-Fettsäuren die Synthese der Omega-3-Fettsäuren, weil die körpereigenen Enzyme die gesunde Linolensäure aus Pflanzen nicht mehr ausreichend in EPA und DHA umwandeln können. Die Bildung von Prostaglandinen wird zudem noch verstärkt, wenn viele Kohlenhydrate konsumiert werden, die den Blutzuckerspiegel steigen lassen und so eine Insulinausschüttung bewirken. Denn Insulin aktiviert die Enzyme der Prostaglandinbildung.

TIPP

BESTIMMEN SIE IHR FETTSÄUREN-VERHÄLTNIS

Wenn Sie wissen möchten, wie es um das Fettsäuren-Verhältnis in Ihrer Nahrung bestellt ist, hilft eine Blutuntersuchung (Fettsäureprofil) im Labor (Kosten: ca. 40 Euro). Wenn das Verhältnis größer als 5:1 ist, sollten Sie auf jeden Fall verstärkt Omega-3-Fettsäuren zu sich nehmen.

Zu viel ist ungesund

Auf den Punkt gebracht sind Omega-6-Fettsäuren an sich nicht schlecht, sondern sogar essenziell. Entscheidend ist das Verhältnis der beiden Fettsäuren zueinander. Zu viel Omega-6-Fettsäure kann insbesondere auch in Kombination mit Kohlenhydraten chronische Entzündungen und somit auch Krebs fördern (zum Beispiel kann aus einer Bauchspeicheldrüsenentzündung Bauchspeicheldrüsenkrebs werden oder eine chronisch entzündliche Darmerkrankung kann zu Darmkrebs werden).

Eine Sonderstellung nimmt nur die Omega-6-Fettsäure Gammalinolensäure ein, die in den Samen von Hanf, Borretsch und Nachtkerzen sowie deren Ölen vorkommt. Sie wirkt anti-entzündlich und hemmend auf Krebszellen.

FETTLÖSLICHE VITAMINE

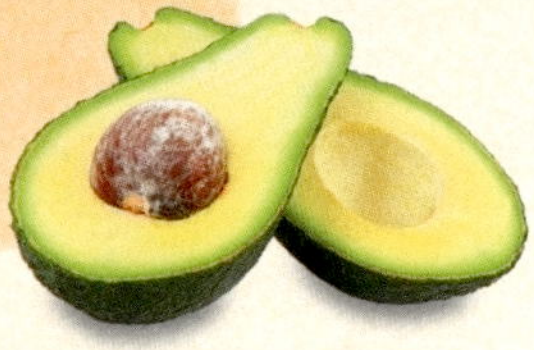

Ohne Fette kann der Körper die fettlöslichen Vitamine A, D, E und K nicht aufnehmen und verwerten.

VITAMIN A

Aufgaben: Vitamin A fördert das körpereigene Abwehrsystem sowie das Wachstum von Zellen und die Bildung von Haut und Schleimhäuten; ist notwendig für die Herstellung des Hormons Testosteron; unentbehrlich für die Entwicklung des Mutterkuchens (Plazenta) und des Embryos; Bestandteil der Sehpigmente der Netzhaut (in Form von Retinol / Vitamin A_1). Carotinoide, eine Vorstufe des Vitamins A (Provitamin A), sind für den Menschen ebenfalls sehr wichtig. Sie wirken als Antioxidanzien gegen aggressive Sauerstoffradikale sowie ähnliche Oxidationsprodukte und beugen der Schädigung von Zellen, Zellkernen und Zellmembranen vor.
Vorkommen: Vitamin A kommt nur in tierischen Nahrungsmitteln vor. Viele Pflanzen und einige Tierprodukte enthalten zudem Carotinoide. Sie werden im Dünndarm gespaltet und zu Vitamin A umgewandelt.
In der Regel deckt der Mensch etwa zwei Drittel seines Vitamin-A-Bedarfs über Fleisch, Innereien, Milchprodukte und Eier, das restliche Drittel über Obst und Gemüse.
Empfohlene Tagesdosis: Frauen 0,8 mg, Männer 1 mg. Für Provitamin A gilt jeweils die 12-fache Menge.

VITAMIN D

Aufgaben: Nahezu alle Organe sind auf die ausreichende Zufuhr von Vitamin D angewiesen. Ein Mangel daran führt zu Störungen im Zellstoffwechsel und zahlreichen Krankheiten – von Infekten und Entzündungen bis zu Herz-Kreislauf-Erkrankungen, Diabetes und Krebs.
Vorkommen: Vitamin D kann der Körper unter Einfluss von UV-B-Licht selbst bilden. Im Frühling und Sommer genügt es, Arme und Beine drei- bis viermal pro Woche einige Minuten ohne Sonnenschutz der Sonne auszusetzen. Im Herbst und Winter ist bei uns die Sonnenkraft nicht stark genug, um die Vitamin-D-Produktion in ausreichendem Maße anzukurbeln. Dann ist eine Vitamin-D-Aufnahme in Form von Tabletten nötig, um den Bedarf zu decken.
Lebensmittel enthalten relativ wenig Vitamin D, weshalb sich der Bedarf nicht allein über die Nahrung decken lässt. Am meisten

Vitamin D findet sich in fettem Fisch (etwa Hering, Lachs, Sardinen), Ei und Pilzen. **Empfohlene Tagesdosis:** bisher 10 Mikrogramm pro Tag (Experten raten neuerdings jedoch zu deutlich höheren Dosen!).

VITAMIN E

Aufgaben: Ist ein natürliches Antioxidans, das freie Radikale bekämpft, die zum Beispiel durch Stress, Rauchen oder Sonneneinstrahlung im Körper entstehen. Gleichzeitig verhindert eine ausreichende Versorgung mit Vitamin E schon im Vorfeld, dass sich viele aggressive Sauerstoffmoleküle bilden. Das beugt Mutationen in der DNA der Zellkerne und der Mitochondrien vor und schützt damit nicht zuletzt auch vor Krebs. Hinsichtlich der Krebsbekämpfung kommt vor allem Gamma-Tocotrienol eine tragende Rolle zu ▸ siehe Seite 78 f. Die Ergebnisse von Forschungsgruppen in aller Welt sind mehr als ermutigend und könnten langfristig die Krebstherapie revolutionieren.
Vorkommen: Die wichtigsten Vitamin-E-Lieferanten sind Pflanzenöle, Avocados und Gemüsesorten wie Grünkohl, Wirsing oder Schwarzwurzeln sowie Beeren (Heidelbeeren, Schwarze Johannisbeeren). Gamma-Tocotrienol findet sich in besonders hohem Maße in Palmöl und Reiskleie (beide Produkte sind im Reformhaus erhältlich).
Empfohlene Tagesdosis: Der tägliche Bedarf wird aufgrund der unterschiedlichen chemischen Verbindungen von Vitamin E in mg-Äquivalenten Tocopherol ausgedrückt. Frauen benötigen 12 mg-Äquivalente, Männer 15 mg-Äquivalente.

VITAMIN K

Aufgaben: Vitamin K unterstützt Enzyme im Stoffwechsel und ist als Coenzym an der Blutgerinnung beteiligt. Gemeinsam mit Eiweiß, Kalzium und Vitamin D beeinflusst es die Knochenbildung sowie die Verfügbarkeit von Kalzium in bestimmten Geweben und wirkt Arterienverkalkung (Arteriosklerose) entgegen. Der regelmäßige Verzehr von Vitamin-K-haltigem Gemüse verringert bei Gesunden das Krebsrisiko, bei Krebspatienten wirkt er lebensverlängernd. Vitamin K_2 kann zudem in Krebszellen die Apoptose auslösen und sie so zum Absterben bringen.
Vorkommen: Pflanzen wie grüne Blattgemüse, verschiedene Kohlsorten (allen voran Grün- und Rosenkohl) und Hülsenfrüchte wie Linsen oder Bohnen bilden Vitamin K_1 (Phyllochinon), das über die Nahrung aufgenommen werden kann und einen Großteil des Bedarfs abdeckt. In der Darmflora bilden Bakterien aus der Nahrung eine weitere Form von Vitamin K, Vitamin K_2 (Menachinon). Diese Form hat eine höhere Bioverfügbarkeit, der Körper kann also mehr davon aufnehmen. Natto aus vergorenen Sojabohnen (erhältlich in gut sortierten Asienläden) ist besonders reich an Vitamin K_2.
Empfohlene Tagesdosis: Frauen ca. 60 Mikrogramm, Männer 70 Mikrogramm.

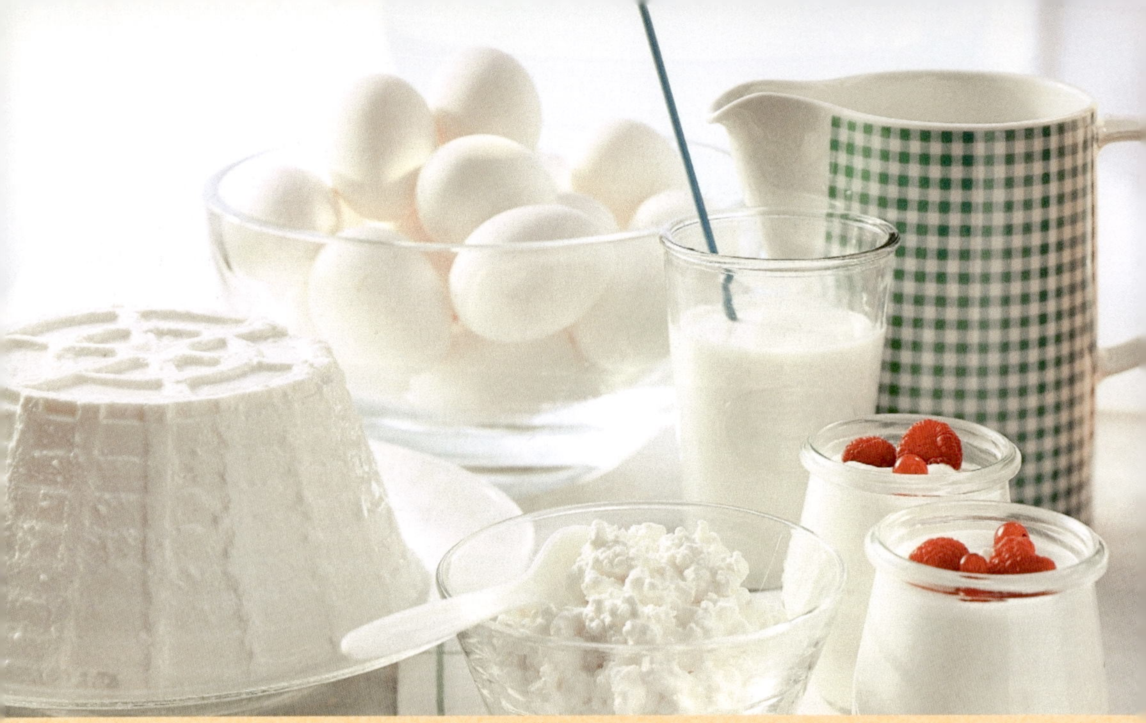

ENERGIE AUS EIWEISS

In der Ernährung in vielen westlichen Ländern bestimmen stärkereiche Lebensmittel den Speiseplan. Doch Stärke ist kein lebenswichtiger (essenzieller) Nährstoff. Vielmehr zählt hierzu neben Vitaminen und essenziellen Fettsäuren eine Gruppe von Aminosäuren, die wir nicht selbst bilden können und die wir unbedingt mit der Nahrung in Form von tierischem oder pflanzlichem Eiweiß aufnehmen müssen.

Lebenswichtiger Baustoff

Eiweiße (Proteine) versorgen den Organismus mit lebenswichtigen Aminosäuren. Diese dienen den Zellen als Bau- und Reparaturstoff. Sie sind aber auch an zahlreichen Stoffwechselvorgängen sowie an der Bildung von Hormonen, Abwehrzellen, Muskulatur und Bindegewebe beteiligt. Aminosäuren halten den Blutdruck aufrecht, regeln das

»Transportsystem« Blut und, und, und. Nur etwas mehr als die Hälfte der insgesamt 20 Aminosäuren kann der Körper bei Bedarf selbst produzieren. Damit besteht für den menschlichen Körper eine große Abhängigkeit von der Eiweißversorgung. Diese essenziellen Aminosäuren sind:

- Isoleucin
- Leucin
- Lysin
- Methionin
- Phenylalanin
- Threonin
- Tryptophan
- Valin
- bei Säuglingen auch Arginin und Histidin

Die essenziellen Aminosäuren sind genauso wichtig wie Vitamine. Allerdings braucht der Körper sie in weitaus größeren Mengen. Weil die moderne Nahrung relativ eiweißarm ist, herrscht also fast immer ein Mangel daran. Die Folge: Der Organismus kann nicht mehr genug körpereigenes Eiweiß herstellen. Wenn nur eine einzige Aminosäure in ausreichender Menge fehlt, können Strukturproteine oder Enzyme, die diese Aminosäure enthalten, nicht mehr gebildet werden. Dies bedeutet, dass nicht nur die Gesamtmenge an Eiweiß wichtig ist, sondern dass es auch auf das Vorhandensein von ausreichenden Mengen an allen essenziellen Aminosäuren ankommt. Um dies zu gewährleisten, kann man entweder Eiweißquellen konsumieren, deren Zusammensetzung der menschlichen Eiweißzusammensetzung ähnlich ist (hohe biologische Wertigkeit), wie zum Beispiel Milcheiweiß oder Hühnereiweiß. Oder man mischt Eiweißquellen wie Ei und Kartoffeln. Eine sehr geringe Wertigkeit hat Eiweiß aus Weizen.

Die Rolle von Eiweiß in der Krebsernährung

Krebspatienten profitieren gleich auf vierfache Weise von einer eiweißreichen Nahrung mit einem hohen Anteil an essenziellen Aminosäuren:

- Eiweiß versorgt den Körper mit den lebensnotwendigen Aminosäuren. Gleichzeitig wird eine Energiequelle aufgenommen, von der ein Teil der Aminosäuren

INFO

FOLGEN DES EIWEISSMANGELS

Der niedrige Eiweißgehalt in der modernen Nahrung führt fast automatisch zu einem Mangel an essenziellen Aminosäuren. Dadurch verändern sich nicht nur die Körperzusammensetzung (beispielsweise kommt es zu einem Verlust an Körpereiweiß in Muskeln und Organen), sondern auch der Stoffwechsel und Körperfunktionen wie die Atmung.

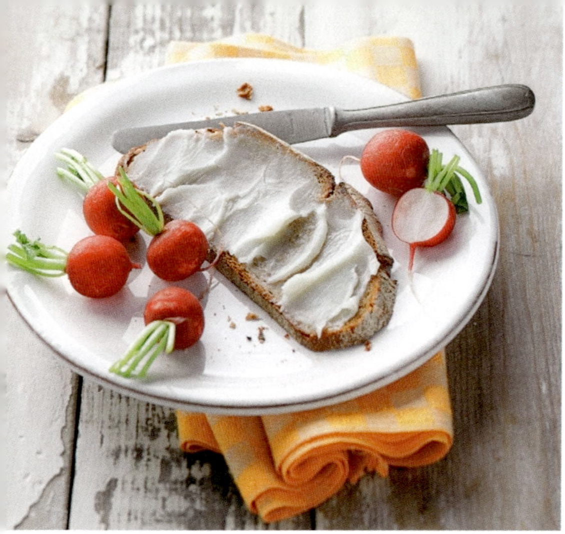

Kokosfett, etwa als Brotbelag, unterstützt den Körper bei der Produktion von Ketonkörpern.

(glukogene Aminosäuren) langsam auch in Zucker überführt werden kann ▸ **siehe Seite 65**. Dies sichert die Zuckerversorgung von Nerven, ohne dass zuckerhungrige Krebszellen davon profitieren.

- Eiweiße sind wichtige Bausteine für die Zellen des Immunsystems. Nur wenn diese Immunzellen in ausreichenden Mengen gebildet werden können, sind sie im Ernstfall in der Lage, Tumorzellen zu attackieren und abzutöten.
- Bei einer erhöhten Aufnahme von Eiweiß und Fett / Öl sowie einer gleichzeitig reduzierten Kohlenhydratzufuhr wird die Vergärung von Krebszellen gehemmt.
- Gleichzeitig wird durch diese Ernährungsweise die Produktion von Ketonkörpern angeregt ▸ **siehe auch Seite 66**, welche ebenfalls die Vergärung in Krebszellen hemmen und die Killerzellen des Immunsystems aktivieren. Außerdem wirken die Ketonkörper angstlösend und stimmungsaufhellend; beides hilft, aktiv den Kampf gegen die Krankheit aufzunehmen.

Um von diesen positiven Effekten zu profitieren, sollten Sie 1,5 bis 2 Gramm Eiweiß pro Kilogramm Körpergewicht am Tag essen (Beispiel: Bei einem Gewicht von 70 Kilogramm sollte die Nahrung 105 bis 140 Gramm Eiweiß enthalten).

»Kampfstoff« gegen Krebszellen

Der Körper braucht essenzielle Aminosäuren als Vorstufe für wichtige Enzyme, die bestimmte Stoffwechsel- und Abwehrprozesse im Kampf gegen die Krebszellen überhaupt erst möglich machen. Auch für die Bildung von Eiweißen im Immunsystem sind die essenziellen Aminosäuren unabdingbar. Ohne diese Antikörper kann das Immunsystem fremde und unerwünschte Zellen im Körper nicht erkennen, abtöten und aus dem Körper entfernen. So erkennen zum Beispiel die natürlichen Killerzellen Tumorzellen und können deren Membran mithilfe bestimmter Eiweißkörper (sogenannte Porenbildner oder Perforine) durchlöchern; anschließend »schießen« sie weitere Eiweißkörper in die mutierten Zellen, die diese abtöten. Fehlen die entsprechenden essenziellen Aminosäuren, werden nicht genug natürliche Killerzellen produziert und das Risiko, an Krebs zu erkranken, steigt.

Zuckerfreier Energielieferant

Der menschliche Körper kann aus sogenannten glukogenen Aminosäuren, die beim Abbau von Eiweiß entstehen, selbst Glukose bilden und so die Vergärung in wichtigen Zellen und Geweben (Gehirn-, Nerven-, Netzhaut-, Stamm- und Keimzellen) sichern. Diese Zuckerneubildung nennen Wissenschaftler Glukoneogenese.

Anders als nach dem Verzehr von Nudeln oder Süßigkeiten steigt der Blutzuckerspiegel infolge der Glukoneogenese nicht sprunghaft nach oben. Denn die Leber kann das Eiweiß nur langsam in Zucker umwandeln und gibt diesen daher nur nach und nach ins Blut ab. Dadurch bleiben nicht nur Heißhungerattacken aus, auch der Übergang von einer Tumorzelle mit aktiven Mitochondrien (Verbrennung) zu einer Traubenzucker vergärenden Krebszelle wird erschwert.

INFO

EIWEISS – BESTES MITTEL GEGEN AUSZEHRUNG

30 bis 90 Prozent aller Krebspatienten leiden laut der Deutschen Krebsgesellschaft an einer Mangelernährung. Neben einem Mangel oder dem Missverhältnis an ungesättigten essenziellen Fettsäuren ist daran vor allem zu wenig Eiweiß schuld. Da bei etwa jedem dritten bis fünften Patienten nicht das Geschwür selbst, sondern die schlimmste Form der Mangelernährung (Tumorkachexie) die eigentliche Todesursache darstellt, empfiehlt die Deutsche Gesellschaft für Ernährungsmedizin (DGEM) Krebspatienten, den Eiweiß- und Fettanteil in der Nahrung deutlich zu erhöhen. Auch die Deutsche Krebshilfe gibt Krebspatienten diese Empfehlung.

Woran erkennt man einen Eiweißmangel?

Schon ein beginnender Eiweißmangel verändert die Körperzusammensetzung, den Stoffwechsel und die Körperfunktionen wie die Atmung. Zudem wird das Immunsystem deutlich geschwächt. Zu den häufigsten Symptomen bei Eiweißmangel zählen:

- Erschöpfungszustände
- Störungen von Konzentration und Gedächtnis
- Regenerationsstörungen
- Zellreparaturstörungen
- Muskelabbau und ungewollter Gewichtsverlust
- Schwächung des Immunsystems mit erhöhter Anfälligkeit für akute Infekte und chronische Erkrankungen
- reduzierte Stoffwechselleistungen
- nachlassende Fähigkeit der Leber, zu entgiften
- vorzeitiges Altern

- Zahnfleischschwund, Parodontose
- Haarausfall, frühes Ergrauen der Haare
- Menstruationsstörungen bis zum Ausbleiben der Menstruationsblutung (Amenorrhoe) und Unfruchtbarkeit
- Die Verminderung von Bluteiweißen (vor allem Albumine) führt zu Wasseransammlungen im Bindegewebe (Ödeme).
- Der Mangel an Verdauungsenzymen verursacht Verdauungsbeschwerden wie Blähungen, weiche Stühle bis Durchfälle, Verstopfung und Störungen der Darmflora.

Eiweiß macht gute Laune

Wenn Sie weniger Kohlenhydrate, dafür aber mehr Eiweiß und Fett essen, stellt Ihr Körper sich vermehrt auf die Nutzung von Fett als Energiequelle ein und bildet zudem Ketonkörper ▸ **siehe Seite 137**. Mithilfe dieser schnell verfügbaren Energieform unterstützt er die Versorgung der zuckerabhängigen Zellen (zum Beispiel von Gehirn und Nerven) mit Energie. Die Ketonkörper beeinflussen über bestimmte Rezeptoren im Gehirn zudem die Psyche, weil sie eine stimmungsaufhellende und angstlösende Wirkung haben.

Dies ist gerade für Krebspatienten ein überaus wichtiger »Nebeneffekt«: Zum einen können negative Gefühle wie Angst die Wirkung der natürlichen Killerzellen hemmen. Darüber hinaus konnte inzwischen gezeigt werden, dass Ketonkörper sogar eine direkte Anti-Krebs-Wirkung auf Krebszellen ausüben, weil sie ihr Wachstum hemmen und ihren Energiegehalt senken.

Auch beim Sport werden viele Ketonkörper produziert. Setzen Sie daher im Kampf gegen Krebs neben der Ernährungsumstellung auch auf regelmäßig betriebenen Ausdauersport ▸ **siehe Seite 50 f.**

Kann zu viel Eiweiß schaden?

Normalerweise schadet zu viel Eiweiß dem Körper nur, wenn die Nieren nicht richtig arbeiten, wie es zum Beispiel bei Dialysepatienten der Fall ist. Doch auch bei Menschen mit gesunden Nieren können Probleme auftauchen, wenn das Darmmilieu (pH-Wert des Darms) nicht sauer genug ist ▸ **siehe Info rechts**. Denn der pH-Wert beeinflusst indirekt auch den Eiweißstoffwechsel: Nur wenn das Milieu ausreichend sauer ist, wird der

INFO

DARMMILIEU

Viel Zucker in der Nahrung verändert das ursprünglich saure Milieu des Darms ins Alkalische, weil der Zucker das Wachstum von Pilzen fördert, welche die schützenden Milchsäurebakterien mehr und mehr verdrängen. Auch Patienten mit Pilzbefall (Mykose) im Darm wird empfohlen, die Kohlenhydratmenge zu reduzieren.

beim Eiweißabbau entstehende Ammoniak im Wasser im Darm gelöst und kann unproblematisch über den Stuhl abtransportiert werden. Ist der pH-Wert zu hoch (alkalisches Milieu), was vor allem dann der Fall ist, wenn Sie sehr zucker- und stärkereich essen, muss der Ammoniak in der Leber zu Harnstoff umgewandelt und anschließend über die Nieren im Urin gelöst werden. Dies kann die Nieren schädigen und den Körper stark belasten.

Die besten Eiweißquellen

Je stärker die Eiweiße eines Lebensmittels in ihrer Zusammensetzung denen unseres Körpers ähneln, desto besser kann der Körper sie verwerten. Entsprechend geringer ist auch der tägliche Bedarf. Als besonders wertvoll gelten diesbezüglich tierische Eiweißquellen wie Ei, Fleisch, Fisch, Milch und Milchprodukte. Pflanzliche Eiweiße, wie sie zum Beispiel in Hülsenfrüchten, Kartoffeln, einigen Gemüsearten und Getreide vorkommen, sind für den Menschen teilweise weniger wertvoll. Sie enthalten zudem oftmals viele Kohlenhydrate. Gerade in der Kombination mit tierischen Eiweißquellen können Eiweiße aus Pflanzen trotzdem eine wichtige Rolle in der Ernährung spielen. Dies gilt insbesondere für Leguminosen (Erbse, Kichererbse, Lupine, Soja), zu deren Produktion weniger Ressourcen eingesetzt werden müssen. Denn Leguminosen nutzen Stickstoff aus der Luft, sodass weniger Dünger notwendig ist.

INFO

WAS IST DER PH-WERT?

Säuren und Basen sind chemische Verbindungen: Säuren enthalten ein positiv geladenes Wasserstoffion (H^+), Basen negativ geladene OH-Gruppen (OH^-). Treffen saure und basische Moleküle aufeinander, bilden sie neutrale Wassermoleküle (H_2O). Die Stärke einer Säure hängt von der Menge an Wasserstoffionen ab, die die Säure in wässriger Lösung abgibt. Der pH-Wert misst diese Ionenkonzentration und zeigt an, ob eine wässrige Lösung basisch oder sauer reagiert. Die Skala reicht dabei von pH 1 (stark sauer) bis pH 14 (stark basisch). pH 7 ist neutral.
Mithilfe eines Indikatorpapiers (Apotheke) können Sie ganz einfach zu Hause testen, wie es um Ihren Darm-pH-Wert steht. Idealerweise sollte der pH-Wert des Stuhls 5,6 – 6,5 betragen. Liegt der Wert über 7, ist das Milieu im Darm nicht sauer genug. In diesem Fall sollten Sie durch die Einnahme prebiotischer Stoffe wie Inulin oder Tagatose (ein Zucker) gegensteuern.

Fleisch

Eiweiß aus Hähnchen, Pute, Rind und Schwein sowie Wild kann der Körper besonders gut verwerten. Doch Fleisch ist heute nicht gleich Fleisch: Die Qualität kann sich je nach Haltungsbedingungen erheblich unterscheiden. Am gesündesten ist Fleisch von Wild und Weidetieren beziehungsweise Tieren aus artgerechter Freilandhaltung. Ihr Muskelfleisch ist besser durchblutet und weist bei artgerechter Ernährung zudem ein günstiges Fettsäuremuster auf, das reich an Omega-3-Fettsäuren ist ▸ **siehe Seite 55**.

Fisch

Fisch enthält nicht nur hochwertiges Eiweiß (15 bis 20 Prozent), sondern auch Vitamine und Mineralstoffe wie Vitamin B_{12}, Vitamin D, Zink, Fluor und Jod (Letzteres vor allem in Seefisch). Sardinen, Lachs und andere fette Arten liefern zudem reichlich gesundheitsfördernde mehrfach ungesättigte Fett-

INFO

ROTES FLEISCH – VIEL GESÜNDER ALS SEIN RUF

Rotes Fleisch galt lange als wertvoller Eisenspender. Heute steht es unter Verdacht, das Darmkrebsrisiko zu erhöhen. Der rote Blutfarbstoff Hämoglobin soll eine DNA-verändernde Wirkung haben und so zur Entstehung von Tumorzellen beitragen.

Allerdings wurde bei entsprechenden Studien zur Wirkung von rotem Fleisch in der Regel Fleisch von Tieren aus nicht artgerechter Haltung beziehungsweise Fütterung untersucht. Dieses hat nicht nur eine ungünstige Fettsäurenzusammensetzung, sondern ist oft auch mit Antibiotika, Hormonen und einem Übermaß an Stresshormonen und Pestiziden belastet. Nicht zuletzt wird gerade rotes Fleisch oft scharf angebraten – meist im falschen Fett oder in gehärteten Pflanzenfetten, die ungesunde Transfettsäuren enthalten ▸ **siehe Seite 55**. Wenn Sie qualitativ hochwertige (Bio-)Ware kaufen und das Fleisch in der Küche sorgsam behandeln, sind Rind-, Lamm- und Schweinefleisch wertvolle und gesunde Lebensmittel.

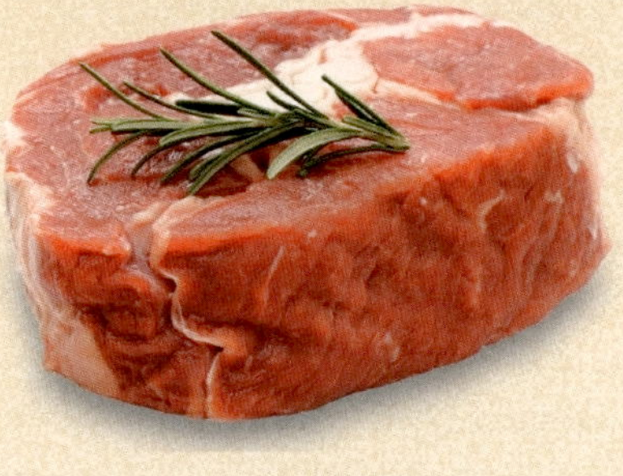

säuren, zum Beispiel Omega-3-Fettsäuren ▸ siehe Seite 55.

Eier

Obwohl Eier eine hervorragende Eiweißquelle darstellen, hatten sie lange einen schlechten Ruf: Sie enthielten viel Cholesterin und seien daher mitverantwortlich für schlechte Blutfettwerte. Heute weiß man, dass ein moderater Eierkonsum weder den Cholesterinwert im Blut noch die Gefäß- und Herzgesundheit negativ beeinflusst. Denn der Großteil des Cholesterins wird vom Körper selbst produziert. Zudem werden Gefäß- und Herzschäden nicht durch Cholesterin, sondern maßgeblich durch hohe Blutzuckerwerte ausgelöst. Sie können daher ohne schlechtes Gewissen auch mehrmals pro Woche ein Ei essen.

Milch und Milchprodukte

Milch enthält neben wertvollen essenziellen Aminosäuren auch die Vitamine A, D, E und K sowie eine Reihe von B-Vitaminen, zudem wichtige Mineralstoffe wie Kalzium und Phosphor. Sie liefert also viele Nährstoffe, die der Mensch zum Leben braucht. Weil Krebszellen den in ihr enthaltenen Zucker (Laktose) jedoch zur Vergärung nutzen können, ist der Konsum von Milch dennoch nur in eingeschränkten Mengen zu empfehlen. Dies gilt auch, weil die Milchproteine, vor allem alpha-Laktalbumin, eine hormonähnliche (endokrine) Wirkung besitzen, die dafür sorgen, dass die Bauchspeicheldrüse nach dem Genuss von Milch relativ schnell Insulin ausstößt und der Milchzucker so entsprechend rasch verwertet wird. Gleichzeitig bildet die Leber bei regelmäßigem Milchkonsum das Insulinschwesterhormon IGF-1, sodass der Insulinspiegel im Verhältnis zum Zuckergehalt der Milch relativ stark steigt. Da Insulin wie auch IGF-1 auf Krebszellen wachstumsfördernd wirken, sollten Sie auf den Milchkonsum besonders achten.

INFO

WOHER STAMMT DAS EI?

Die Zahlen auf dem Ei geben Auskunft über die Haltungsbedingungen:

0: Eier aus ökologischer Erzeugung. Die Hühner erhalten Futter aus ökologischem Anbau und haben freien Auslauf. Im Stall leben pro Quadratmeter höchstens 6 Legehennen.

1: Eier aus Freilandhaltung. Die Hühner haben tagsüber Auslauf ins Freie (mindestens 4 Quadratmeter je Tier). 9 Tiere leben pro Quadratmeter Stall.

2: Eier aus Bodenhaltung. 9 Hennen teilen sich einen Quadratmeter Stall ohne Auslauf.

3: Eier aus Käfighaltung. In Deutschland seit Anfang 2010 verboten, EU-weit seit Anfang 2012.

INFO

WIE VIELE MILCHPRODUKTE SIND ERLAUBT?

So viel Milch und Sauermilchprodukte enthalten jeweils 5 Gramm Kohlenhydrate:

300 ml Laktatdrink ▸ **siehe rechts**
150 ml Ayran
125 ml Buttermilch
125 ml Dickmilch, vollfett
100 ml fettarme Milch (1,5 % Fett)
100 ml H-Milch (3,5 % Fett)
125 g Joghurt (ohne Zuckerzusatz)
125 ml Kefir
90 ml Magermilch
110 ml Molke
100 ml Rohmilch
100 ml Vollmilch (3,5 % Fett)

SAUERMILCHPRODUKTE

Lässt man rohe Milch bei Zimmertemperatur offen stehen, bauen Säurebakterien den Milchzucker innerhalb von 24 Stunden zu Milchsäure ab. Das Eiweiß flockt aus, die Milch wird dick. Aus dieser bekömmlichen Sauer- oder Dickmilch können Buttermilch, Joghurt und Kefir hergestellt werden. Durch die Vergärung der Milchsäurebakterien wird der Milchzucker in Milchsäure überführt und damit der Zuckergehalt von Milch drastisch reduziert. Zugleich werden beim Abbau der Milchsäure-Salze (Laktat) in der Leber Hydrogencarbonat-Ionen freigesetzt, die offensichtlich der Ausbildung von Metastasen entgegenwirken können. Nutzen Sie diesen Effekt, indem Sie regelmäßig Sauermilchprodukte oder auch andere Lebensmittel mit Milchsäure verzehren, zum Beispiel milchsauer vergorenes Gemüse (aus dem Reformhaus oder Bioladen).

Laktatdrinks sind milchsäurehaltige vergorene Getränke, denen wertvolle Pflanzenöle zugesetzt sind. Es gibt sie in zwei Varianten: auf Milchbasis sowie auf Sojabasis. Letztere können sogar bei einer bestehenden Sojaunverträglichkeit konsumiert werden. Beiden Varianten gemeinsam ist der hohe Eiweißgehalt und der geringe Kohlenhydratanteil – wichtige Voraussetzung für die gesunde Anti-Krebs-Küche. Bezug der Laktatdrinks ▸ **siehe Seite 139**.

KÄSE

Auch bei der Herstellung vieler Käsesorten wird der Milchzucker vergoren, während die meisten wichtigen Nährstoffe erhalten bleiben. Daher ist Käse eine gute Ergänzung zu pflanzlichen Eiweißen. Weil viele Sorten auch fettreich sind, fördern sie die Produktion von Ketonkörpern und eignen sich daher besonders für die Anti-Krebs-Küche.

Pflanzliches Eiweiß

Gute pflanzliche Eiweißquellen sind bestimmte Hülsenfrüchte (Kichererbsen, Lupine, Soja), Samen (etwa Hanf und Nüsse) sowie Urgetreide wie Einkorn oder Emmer. Auch Ballaststoffpulver ist eine wertvolle pflanzliche Eiweißquelle und zudem eine sichere Alternative zu glutenhaltigen Mehlen ▸ siehe Seite 46 f.

Moderne Getreidesorten wie Weizen sind in doppelter Hinsicht schlechte Eiweißquellen. Zum einen enthalten sie wenig Eiweiß, da es ihnen im Lauf der Zeit weggezüchtet wurde, zum anderen ist die biologische Wertigkeit sehr schlecht. Man muss etwa doppelt so viel Weizeneiweiß essen wie Eiweiß aus Ei oder Milch. Zudem enthalten die herkömmlichen Getreidesamen nicht nur sehr viel Stärke, sondern auch Gluten ▸ siehe Seite 46.

Getreide hat einen weiteren Nachteil: Damit die Getreidekörner nicht gefressen werden, bildet die Pflanze sogenannte Fraßschutzstoffe, die Lektine. Den Menschen machen diese Schutzstoffe eher krank, weil sie Entzündungen im Darm und in anderen Organen auslösen können. Im Gegensatz dazu »verpacken« andere Pflanzen wie Kirsch- oder Apfelbäume ihre Samen in verlockend riechendes und / oder schmeckendes Fruchtfleisch. Sie locken damit bewusst Tiere an, damit diese die Samen fressen. Die Samen durchwandern den Verdauungstrakt und werden unbeschädigt wieder ausgeschieden – meist weitab vom Baum. So sorgen die Bäume für die Verbreitung ihrer Samen.

Da inzwischen viele Menschen Produkte aus modernen Getreidesorten nicht mehr vertragen, bieten einige Bäckereien glutenfreie Brotsorten mit geringem Kohlenhydratanteil (oft weniger als 20 Prozent) an. Weil sie viele Ballaststoffe und gleichzeitig reichlich Eiweiß (mindestens zwölf Prozent) sowie gesunde, an Omega-3-Fettsäuren reiche Ölsamen (zum Beispiel Hanf oder Chiasamen) enthalten, erhöhen sie den Blutzuckerspiegel kaum, sättigen lange und sind damit für die Anti-Krebs-Ernährung gut geeignet.

WICHTIG

VORSICHT BEI PROTEINBROTEN

Spezielle »Proteinbrote« enthalten zwar sehr viel Eiweiß. Oftmals wird dabei allerdings Gluten (Weizenprotein) als billige und gefährliche Eiweißquelle verwendet. Aufgrund der entzündungsauslösenden Wirkung von Gluten sind diese Brote ungeeignet für eine gesunde Ernährung. Dies trifft insbesondere auch für eine Anti-Krebs-Ernährung zu, weil die von Gluten ausgelösten Entzündungsreaktionen das Immunsystem belasten und dieses dadurch weniger gut gegen Tumorzellen aktiv werden kann. Fragen Sie daher Ihren Bäcker nach den genauen Zutaten oder werfen Sie einen kritischen Blick auf die Zutatenliste auf der Verpackung.

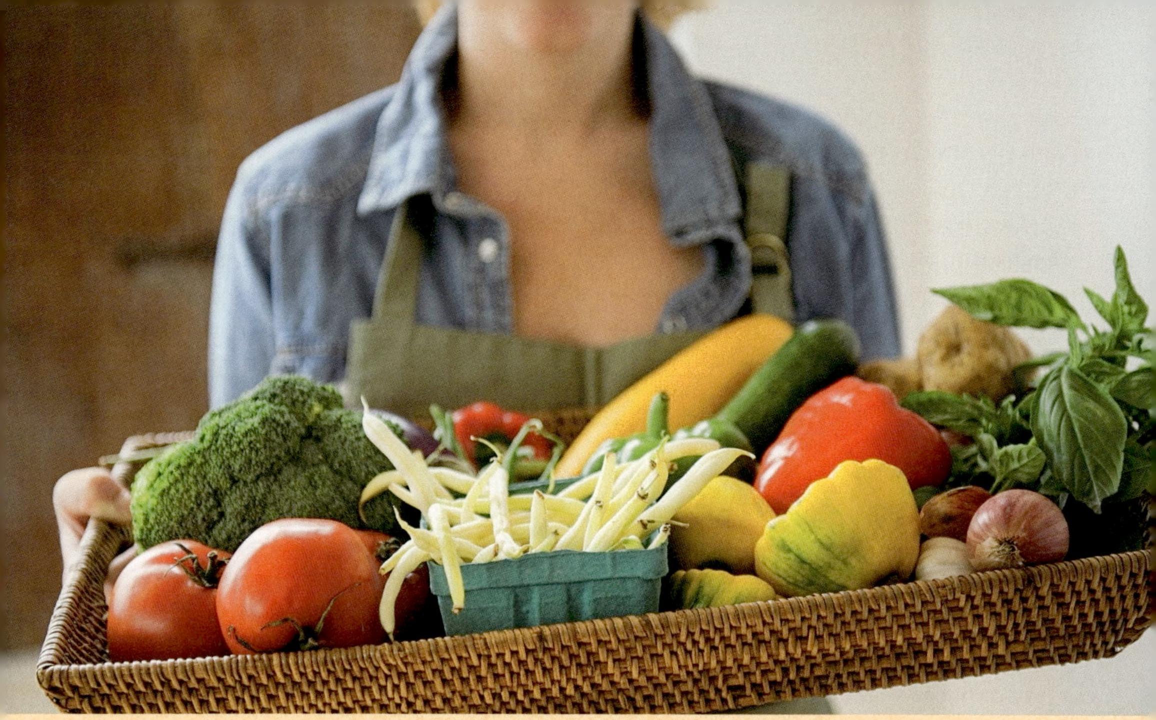

NATÜRLICHE WIRKSTOFFE GEGEN KREBS

Lebensmittel, die diesen Namen wirklich verdienen, besitzen über die reinen Nährstoffe (Kohlenhydrate, Eiweiße und Fette) hinaus wertvolle Inhaltsstoffe, die uns helfen, gesund und vital zu bleiben oder die Gesundheit bestmöglich wiederherzustellen. Manche von diesen Wirkstoffen können sogar gegen Krebs helfen, weil sie die Bildung bösartiger Zellen hemmen und bereits bestehende Krebszellen abtöten.

Die Kraft der Pflanzen

Pflanzliche Nahrungsmittel können den menschlichen Körper mit wichtigen Nährstoffen versorgen wie den essenziellen Aminosäuren ▸ **siehe Seite 62 f.** und essenziellen Fettsäuren ▸ **siehe Seite 52 ff.** Sie dienen als lebensnotwendige Baustoffe, können aber im Bedarfsfall auch zur Energieversorgung des Körpers verwendet werden.

Pflanzen können zudem eine wichtige Rolle bei der Versorgung mit weiteren lebensnotwendigen Mikronährstoffen spielen. Hierzu zählen Vitamine, Mineralien (etwa Salze) und Spurenelemente (zum Beispiel Kupfer). Genau wie die essenziellen Aminosäuren und die essenziellen Fettsäuren kann unser Organismus diese Mikronährstoffe nicht selbst herstellen.

Ballaststoffe: Diese in den Pflanzen oftmals enthaltenen Stoffe wirken sich äußerst positiv auf die Darmgesundheit aus, aber auch auf andere Aspekte der Gesundheit wie die Verlangsamung des Blutzuckeranstiegs, oder sie sind Ausgangsstoffe für die Bildung von wichtigen Substanzen mittels Darmbakterien (Wirkung als Probiotika). Sie binden zudem Giftstoffe, beeinflussen das Darmmilieu, Darmbakterien sowie Entzündungsreaktionen im Darm und regen die Darmbewegung an, sodass der Nahrungsbrei zügig weitertransportiert und Unverwertbares oder giftige Stoffe möglichst rasch ausgeschieden werden.

Hinweis: Einige Ballaststoffe, vor allem solche, die viel Zellulose enthalten (Getreide) oder die entölt wurden, können die Aufnahme von Ölen, Vitaminen und anderen wichtigen Nahrungsbestandteilen in den Körper verhindern, weil sie diese Nahrungsbestandteile wie Löschpapier aufsaugen. Deshalb sollte man dies bei der Auswahl der Ballaststoffe berücksichtigen und eher Gemüse und Salate essen.

Sekundäre Pflanzenstoffe

Dies sind bioaktive pflanzliche Inhaltsstoffe, die erst in letzter Zeit in den Mittelpunkt des Interesses gerückt sind. Rund 30 000 sekundäre Pflanzenstoffe (SPS) haben Wissenschaftler bisher entdeckt, diese Zahl entspricht wahrscheinlich gerade einmal knapp einem Drittel der geschätzten 100 000 SPS. Einige Pflanzenfamilien, etwa die Kreuzblütler, weisen sehr viele dieser Stoffe auf.

INFO

SEKUNDÄRE PFLANZENSTOFFE IM ENERGIESTOFFWECHSEL

SPS spielen im menschlichen Körper bei der Steuerung der Energiefreisetzung eine große Rolle. Eine niederländische Forschergruppe erkannte im Jahr 2008, dass Quercetin die unerwünschte Vergärung in Krebszellen hemmt und die Verbrennung mithilfe der Mitochondrien fördert. Dies zeigt die enge Interaktion zwischen SPS und Vergärung. 2010 konnte bewiesen werden, dass Quercetin nicht nur die Verbrennungsleistung erhöht, sondern auch zur Bildung neuer Mitochondrien in Muskel- und Gehirnzellen führt und so die Ausdauerleistung auch ohne Sport erhöht.

Welche Aufgaben haben sekundäre Pflanzenstoffe (SPS)?

Auch wenn man noch nicht weiß, wie viele sekundäre Pflanzenstoffe es tatsächlich gibt: Über ihre Funktion ist bereits sehr viel bekannt. Die Großzahl davon bildet die Pflanze, um sich zum Beispiel vor schädlicher UV-Strahlung oder Fraßfeinden zu schützen. Oder sie dienen den Pflanzen als Farbstoffe, schützen sie vor Bakterien- und Pilzbefall und sind bei der Steuerung von Wachstumsprozessen beteiligt. Andere SPS werden auch kontinuierlich gebildet.

Das Beste aber ist: Ihre Schutzfunktionen beschränken sich nicht nur auf die Pflanzen selbst. Nicht selten weisen sekundäre Pflanzenstoffe auch eine hochspezifische Wirkung im Körper des Menschen auf: Sie ermöglichen und steuern wichtige Funktionen im Stoffwechsel. Einige können uns sogar vor Krebs und anderen Zivilisationskrankheiten schützen.

Jeder von uns kann SPS ganz einfach für sich nutzen, indem er täglich ausreichend frische Pflanzenkost zu sich nimmt. Die darin enthaltenen SPS stärken dann beispielsweise das Immunsystem, beeinflussen den Stoffwechsel positiv, fangen zellschädigende aggressive Sauerstoffverbindungen (freie Radikale) ab oder bekämpfen sogar Krebszellen. Angesichts dieser großartigen Leistung ist es tatsächlich schwer zu verstehen, warum die Ernährungswissenschaft die SPS trotz ihrer positiven Wirkung auf Gesundheit und Wohlbefinden anders als zum Beispiel Vitamine, Mineralstoffe und Spurenelemente noch nicht als lebenswichtige Bestandteile unserer Nahrung eingestuft hat.

Worin stecken SPS?

Sekundäre Pflanzenstoffe kommen nur in Pflanzen vor, und auch innerhalb der verschiedenen Pflanzenfamilien schwankt der Gehalt an SPS stark. Während einige Pflanzen sie in großer Fülle und hoher Konzentration produzieren, liefern andere kaum nennenswerte Mengen. Hinzu kommt, dass der Gehalt an SPS auch durch die Anbauweise stark beeinflusst wird. Sowohl der Schutz vor UV-Licht im Glashaus als auch die Behandlung mit Pestiziden führen zu niedrigeren SPS-Gehalten in den jeweiligen Pflanzen, weil sich diese dann nicht mehr mit den Schutzstoffen vor UV-Licht oder Schädlingen schützen müssen. Entsprechend hängt auch unsere Versorgung mit SPS davon ab, mit welchen Pflanzen wir uns ernähren und wie diese angebaut wurden. Verzichten Sie auf Fertigprodukte, denn sie enthalten kaum noch SPS.

WIE HOCH IST DER SPS-VERBRAUCH?

Während frühere Generationen vermutlich noch täglich mehrere Gramm an SPS aufnahmen, sind es bei uns heute im Durchschnitt weniger als 0,5 Gramm am Tag. Mit ein Grund dafür ist, dass die wertvollen Stoffe in vielen Nutzpflanzen weggezüchtet wurden. Ursprüngliche Obst-, Salat- und Gemüsesorten, die noch reichlich SPS enthalten, weisen nämlich häufig einen intensiven Eigengeschmack auf und schmecken teilweise leicht bitter. Das mag nicht jeder. Dabei sind SPS für alle, die gesund bleiben oder werden wollen, unverzichtbar.

SPS mit nachgewiesener Antikrebswirkung

Sekundäre Pflanzenstoffe lassen sich aufgrund ihrer chemischen Struktur in verschiedene Substanzklassen einteilen. Einige davon sind reich an wichtigen gesundheitsfördernden Stoffen, die unter anderem eine starke Antikrebswirkung haben.

QUERCETIN

Quercetin, ein sekundärer Pflanzeninhaltsstoff aus der Klasse der Polyphenole, wirkt nicht nur antioxidativ und antientzündlich, sondern kann auch äußerst erfolgreich für die Bekämpfung von chemo- und strahlentherapieresistenten Krebsstammzellen eingesetzt werden. Das zeigten Studien des Deutschen Krebsforschungszentrums. Zudem hemmt Quercetin den unerwünschten Vergärungsstoffwechsel in Krebszellen und trägt dazu bei, dass die Mitochondrien wieder aktiv werden und die Zellen auf Verbrennung schalten. Das hindert Krebszellen daran, sich auszubreiten und Metastasen zu bilden. Gleichzeitig steigt die Wirksamkeit von Strahlen- und Chemotherapien.

Besonders reich an Quercetin sind Zwiebeln, Schnittlauch, frische Preiselbeeren, Quitten, Holunderbeeren, Aroniabeeren, Schwarze Johannisbeeren, alte Apfelsorten und einige alte Kohlsorten.
Besonders arm an Quercetin sind Weizenmehl(produkte) und andere kohlenhydratreiche Lebensmittel; ein hoher Anteil dieser Lebensmittel an der Ernährung kann zu einem entsprechenden Mangel führen.

RESVERATROL

Der sekundäre Pflanzenstoff Resveratrol gehört zu den Flavonoiden und wird der Klasse der Phytoalexine zugerechnet. Diese antibiotisch wirkenden Verbindungen unterstützen die Abwehr von Pilzen und Bakterien. Pflanzen bilden diesen Stoff aber auch, wenn sie starkem Stress ausgesetzt sind, etwa bei hoher UV-Strahlung oder

WICHTIG

QUERCETIN NUR WIRKSAM OHNE KOHLENHYDRATE

Damit Quercetin seine positive Wirkung voll entfalten kann, sollte zugleich der Kohlenhydratkonsum deutlich eingeschränkt werden. Das hemmt die Vergärung zusätzlich und aktiviert stattdessen die Verbrennung in den Zellen.

ANTI-KREBS-GESUNDE LEBENSMITTEL

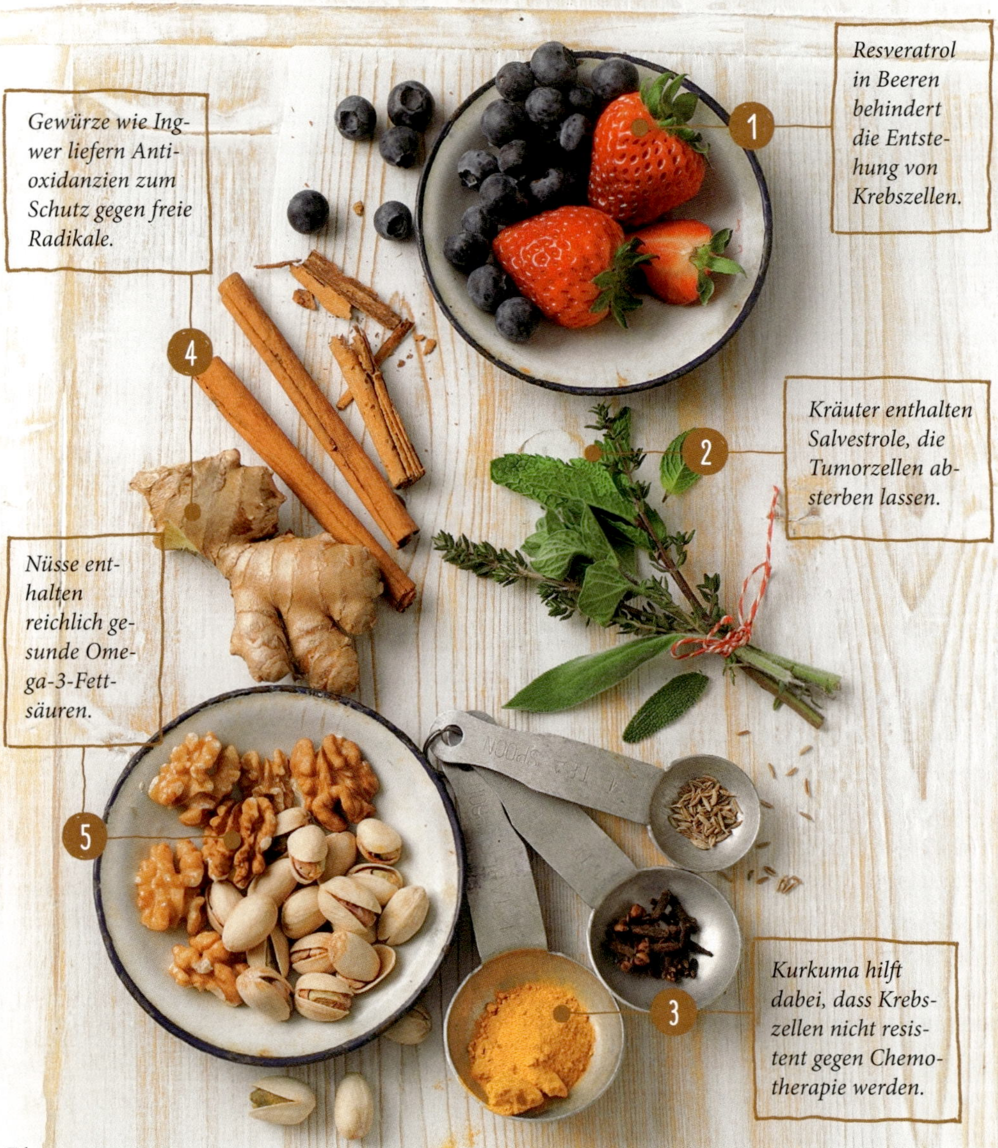

hohen Ozonkonzentrationen in der Luft.
Vor allem wegen dieser antioxidativen Wirkung ist Resveratrol auch für die Gesundheit unseres Körpers wichtig. Dabei hat Resveratrol viele Stärken. Es …

- fängt freie Radikale.
- senkt das Risiko, an Arteriosklerose zu erkranken, indem es verhindert, dass sich die Blutplättchen zusammenballen.
- senkt den »schlechten« LDL-Wert und verbessert so die Cholesterinwerte im Blut.
- wirkt antientzündlich.
- hemmt Herpesviren und Pilze.
- behindert die Entstehung von Mutationen und Krebszellen.
- schützt nachweislich gegen Brustkrebs (was sich möglicherweise darauf zurückführen lässt, dass die Substanz ähnlich wie ein Phytoöstrogen wirkt und Krebszellen an ihrer Entwicklung hindert).
- erleichtert das Absterben von Krebszellen, weil es ein bestimmtes Protein hemmt, das für ihr Überleben entscheidend ist (Nukleärer Faktor kappa B).

Gute Resveratrol-Quellen sind Erdbeeren, Himbeeren, Heidelbeeren und Preiselbeeren, Pflaumen, Erdnüsse und Weintrauben. Da Resveratrol gut in Öl und Alkohol, aber nur schlecht in Wasser löslich ist, hat Rotwein eine höhere Resveratrol-Konzentration als roter Traubensaft. Resveratrol kann auch über das Mehl von Granatapfelkernen oder anderen resveratrolhaltigen Kernmehlen und Backprodukten daraus aufgenommen werden. Schokoriegel mit Crispies aus resveratrolhaltigen Kernmehlen eignen sich auch für Kinder, sofern sie mit Zucker hergestellt werden, die den Blutzucker stabil lassen und die Kariesbildung verhindern.

SALVESTROLE

Salvestrole gehören zu den Phytoalexinen, einer Stoffklasse, welche die Pflanzen gegen eindringende Krankheitserreger schützt (zum Beispiel Pilze und Bakterien). Für den Menschen haben diese SPS eine hohe Anti-Krebs-Schutzwirkung: Schon in den 90er-Jahren entdeckten Wissenschaftler, dass in vielen Tumorzellen ein bestimmtes Enzym (CYP1B1) aktiv ist, das an der Entgiftung von Stoffwechselprodukten, körperfremden Giften wie Karzinogenen (krebserregende Stoffe) und Pflanzengiften beteiligt ist. Treffen an sich neutral wirkende Salvestrole auf dieses Enzym, wandeln sie sich in Substanzen um, welche die Tumorzellen absterben lassen. Gesunde Zellen werden nicht beeinträchtigt, weil das CYP1B1-Enzym nur in Tumorzellen vorkommt.
Trotz dieser unglaublichen Wirkung enthalten immer weniger Pflanzen Salvestrole. Denn um diese SPS ausreichend zu bilden, muss die Pflanze erst von Pilzen oder anderen Krankheitserregern befallen werden – und genau das ist in Zeiten modernen Pflanzenschutzes eher unwahrscheinlich. Dazu kommt, dass Sorten mit hohem Salvestrol-

Gehalt oft bitter und scharf schmecken. Weil dies bei Konsumenten nicht gut ankommt, wurden Sorten mit weniger Bitter- und Scharfstoffen gezüchtet.

Gute Salvestrol-Quellen:

- Gemüse: Artischocken, Auberginen, Avocados, Blattgemüse, Brunnenkresse, alle Kohlsorten, Kürbis, Oliven, Paprikas, Rauke, Salatgurken, Selleries, Sojabohnensprossen, Spargel, Spinat, Wildmöhren, Zucchini
- Früchte: Ananas, Äpfel (ursprüngliche Sorten), Aroniabeeren, Birnen, Erdbeeren, Feigen, Hagebutten, Himbeeren, Johannisbeeren, Mandarinen, Mangos, Maulbeeren, Melonen, Orangen, Pflaumen, Weintrauben
- Kräuter: Basilikum, Kamille, Löwenzahn, Minze, Petersilie, Rosmarin, Salbei, Thymian, Zitronenverbene

SULFORAPHAN

Studien des Deutschen Krebsforschungszentrums zeigen, dass der sekundäre Pflanzenstoff Sulforaphan erfolgreich Krebsstammzellen bekämpft. Er wirkt hierbei auf verschiedenen Ebenen: Sulforaphan hemmt die Aktivität von Krebsgenen sowie deren Zellzyklus. Darüber hinaus löst dieser SPS den Zelltod in Krebszellen aus.

Gute Sulforaphan-Quellen: Der Stoff findet sich als Senfölglykosid-Glucoraphanin vor allem in Kreuzblütengewächsen wie Brokkoli, Kohl, Senf, Rettich oder Meerrettich.

Anti-Krebs-Stoff Nummer 1: Gamma-Tocotrienol

Neueste Ergebnisse der aktuellen Krebsforschung zeigen eindrucksvoll, dass Tocotrienole, eine Unterfamilie der E-Vitamine, zu den wirksamsten Anti-Krebs-Stoffen der Natur gehören. Vitamin E besteht aus zwei Unterfamilien: den Tocopherolen mit einer gesättigten Seitengruppe und den Tocotrienolen mit einer ungesättigten Seitengruppe. Während Alpha-Tocopherol als eine Form mit gesättigter Vitamin-E-Seitenkette sogar die Krebsentstehung und Metastasenbildung in Studien erhöht hat ▸ siehe Seite 79, weisen die Tocotrienole eine starke Antikrebswirkung auf. Dies gilt besonders für Gamma-Tocotrienol als Förderer der Apoptose in Krebszellen, während Delta-Tocotrienol den Vergärungsstoffwechsel hemmt und die Mitochondrienaktivität fördert. Darüber hinaus schützen die Tocotrienole in der Krebstherapie gleichzeitig gesunde Zellen vor Strahlenschäden bei einer Strahlentherapie und machen Chemotherapien wirksamer. Nicht zuletzt hat Gamma-Tocotrienol viele positive »Nebenwirkungen« auf den gesamten Organismus. Es …

- verlangsamt die Alterung des Körpers (Anti-Aging).
- hemmt hormonell bedingten Haarausfall.
- wirkt kognitiven Störungen durch Alzheimer und Alkoholmissbrauch entgegen.
- schützt Nerven und Blutgefäße.

WICHTIG

DIE RICHTIGE VITAMIN-E-FORM
Vorsicht bei synthetischen Vitamin-E-Nahrungsergänzungsmitteln und solchen, die ausschließlich Alpha-Tocopherol enthalten. Hohe Mengen davon verringern die Aufnahme der Tocotrienole. Entsprechende Präparate können daher das Krebswachstum und die Metastasenbildung fördern. Greifen Sie immer zu pflanzlichen Extrakten mit natürlichem Vitamin-E-Komplex, die alle vier Tocotrienol-Formen enthalten und die mehr Tocotrienole als Tocopherole haben.

- steigert die Leistungsfähigkeit von Muskeln und Gehirn.

Wie hoch ist der Tagesbedarf?

Nicht allen Menschen gelingt es, den täglichen Vitamin-E-Bedarf über die Nahrung zu decken und somit auch eine ausreichende Menge Gamma-Tocotrienol zu sich zu nehmen; rund 50 Prozent sind nicht ausreichend versorgt. Bisherige Empfehlungen für Vitamin E lauten: Erwachsene und Jugendliche ab 15 Jahren sollten täglich 12 mg (Frauen)/14 mg (Männer) Vitamin E bzw. 50 bis 150 mg Tocotrienol einnehmen. Neueste Studien zeigen, dass 100 mg Tocotrienol pro Tag sinnvoll sind – insbesondere bei Krebs.

FORSCHUNGSERGEBNISSE

Aktuelle Studien konnten zeigen: Gamma-Tocotrienol …

- zerstört selektiv Prostata-Krebszellen und sensibilisiert sie für Chemotherapie.
- ist in der Lage, die gefährlichsten aller Krebszellen, die Krebsstammzellen, erfolgreich zu bekämpfen, gegen die es bisher kein wirksames Medikament gibt.
- vermag das Wachstum von Brustkrebszellen zu hemmen.
- hemmt zusammen mit anderen Stoffen das Wachstum von Darmkrebszellen.
- unterbindet Ausbreitung und Metastasierung von Magen-Darm-Krebszellen.
- kann den programmierten Zelltod in Darmkrebszellen auslösen.

DIE WIRKUNG STEIGERN

Um die positive Wirkung von Gamma-Tocotrienol zu steigern, kombinieren Sie Gamma-Tocotrienol-reichen, natürlichen Vitamin-E-Extrakt (Apotheke, Internet) mit Pflanzenölen und MCT-Ölen, die reich an Omega-3-Fettsäuren sind ▸ **siehe Seite 55**. Letztere verbessern die Verstoffwechselung von Omega-3-Fettsäuren und erhöhen gleichzeitig die Mitochondrienfunktion. Dies führt zu einer Leistungssteigerung in der gesunden Zelle, die Krebszelle wird für Strahlen- und Chemotherapie sensibilisiert.

DIE TOP 11 DER ANTI-KREBS-LEBENSMITTEL

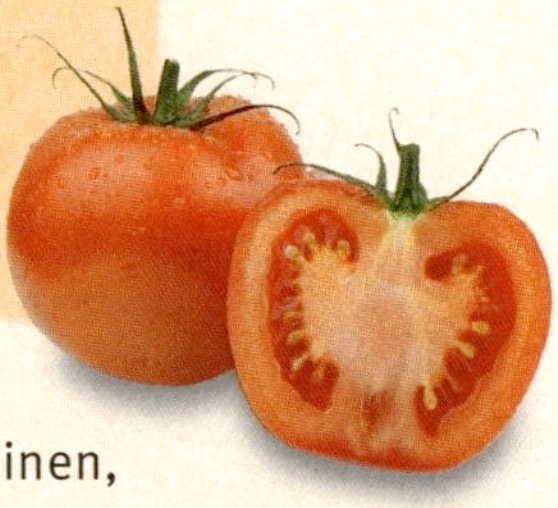

Folgende Lebensmittel liefern dem Körper eine Fülle an Vitaminen, Mineralstoffen, Spurenelementen und sekundären Pflanzenstoffen.

KOHL

Alle Sorten des Kreuzblütlergemüses – allen voran Brokkoli – enthalten Glukosinolate (Schwefelverbindungen), die Körperzellen vor den Schäden krebsauslösender Substanzen schützen, die Entwicklung von Tumoren hemmen und den Tod von Tumorzellen auslösen. Schon drei bis vier Portionen Brokkoli pro Woche können das Brust- oder Blasenkrebsrisiko deutlich eindämmen. Nach Studien des Deutschen Krebsforschungszentrums in Heidelberg wirkt das Glukosinolat Sulforaphan sogar gegen Krebsstammzellen. Selbst ein Pankreaskarzinom, das zu den Krebserkrankungen mit der geringsten Überlebenszeit gehört und bei dem der Anteil an Krebsstammzellen besonders hoch ist, wird für die Therapie empfänglicher, wenn der Patient den Wirkstoff mit der Nahrung aufnimmt. Zusätzlich schützen Glukosinolate das Erbgut in Körperzellen.

Wichtig: Damit die Antikrebswirkstoffe freigesetzt werden, müssen Sie das Gemüse gut kauen. Starkes Erhitzen schränkt die Wirksamkeit ein. Garen Sie Kohl deshalb möglichst sanft und essen Sie ihn auch roh.

TOMATEN

Für ihre Antikrebswirkung ist unter anderem Lycopin verantwortlich, ein Carotinoid, dem die Tomate ihre leuchtend rote Farbe verdankt. Im Gegensatz zu den meisten hitzeempfindlichen sekundären Pflanzenstoffen benötigt Lycopin Wärme, um seine Wirkstofffülle voll zu entfalten. Konzentriertes Tomatenmark und Tomatensauce oder -suppe sind daher besonders reich an wirksamen Substanzen.

Tipp: Achten Sie darauf, dass die Früchte an der Pflanze ausreifen durften. Nur dann nämlich stecken sie voller Mineralien, Vitamine und sekundärer Pflanzenstoffe.

KNOBLAUCH UND ZWIEBELN

Zu ihren wertvollen Inhaltsstoffen gehören aromatische Schwefelverbindungen, wie

zum Beispiel Allicin. Damit sich die krebshemmende Wirkung entfalten kann, sollten Sie Knoblauch und Zwiebel klein schneiden und etwa zehn Minuten ziehen lassen vor der Weiterverarbeitung. Mit etwas Öl aufgenommen, erhöht sich die Wirksamkeit. Da Allicin nicht hitzestabil ist, sollten Sie Knoblauch erst zum Schluss ans Essen geben. Zwiebeln enthalten zudem Polyphenole wie Quercetin ▸ **siehe Seite 75**. Diese blockieren das Wachstum der Krebszellen, indem sie die Verbrennung aktivieren und den Vergärungsstoffwechsel hemmen.
Tipp: Essen Sie Knoblauch und Zwiebeln möglichst oft roh, zum Beispiel im Salat. Besonders reich an Polyphenolen sind übrigens richtig scharfe Zwiebeln.

ZITRUSFRÜCHTE

Die Schalen von Zitronen, Orangen und anderen Zitrusfrüchten enthalten große Mengen Polyphenole, die nicht nur stark entzündungshemmend wirken, sondern auch direkt in den Vermehrungszyklus der Krebszelle eingreifen und so das Krebswachstum hemmen. Orangen, Grapefruits und Zitronen enthalten zudem noch Monoterpene wie das D-Limonen. Auch dieser sekundäre Pflanzenstoff hemmt die Bildung und das Wachstum von Krebszellen. Gesunde Zellen profitieren ebenfalls von den Pflanzenstoffen, weil diese als Radikalfänger dienen und Entgiftungsprozesse günstig beeinflussen. Zitrusfrüchte stärken außerdem das Immunsystem und erhöhen die Aufnahme und Wirksamkeit weiterer Pflanzenstoffe.

BEEREN

Frische und tiefgefrorene Him-, Brom-, Heidel-, Aronia-, Erdbeeren und Schwarze oder Rote Johannisbeeren enthalten große Mengen an Polyphenolen, die krebshemmend wirken, indem sie die Ausbildung von Blutgefäßen (Angiogenese) blockieren und den programmierten Zelltod der Krebszelle beschleunigen. Die bioaktiven Stoffe machen sogar die gefährlichen Krebsstammzellen empfindlich für eine Chemo- oder Strahlentherapie. Dies ist besonders wichtig, weil es bisher noch keine wirksamen Medikamente gegen Krebsstammzellen gibt.
Essen Sie die Beeren pur und ungezuckert, um keine Probleme mit den Kohlenhydraten durch den Zucker in den Beeren zu bekommen. So stecken zum Beispiel in je 100 g von Aronia-, Heidel- und Roten Johannisbeeren 7 g, von Brombeeren 3 g, von Erd- und Himbeeren 5 g und von Stachelbeeren 8 g Kohlenhydrate.

PISTAZIEN UND WALNÜSSE

Pistazien und Walnüsse können Krebs vermutlich sowohl vorbeugen als auch bekämpfen. Der Grund: Pistazien enthalten viel Gamma-Tocopherol, weswegen der tägliche Verzehr nach Angaben der Deutschen Lungenstiftung in Hannover möglicherweise vor Lungenkrebs und anderen Krebsarten schützen kann. Die Stiftung bezieht sich auf eine aktuelle US-amerikanische Untersuchung: Die Studienteilnehmer aßen sechs Wochen lang je 68 g Pistazien am Tag – zusätzlich zu ihrer gewohnten Ernährung, wodurch der Gamma-Tocopherol-Spiegel im Körper deutlich anstieg.

Wichtig: Nehmen Sie aber nur Tocopherole aus natürlichen Quellen zu sich. Da sich Tocopherole leider gut künstlich herstellen lassen, insbesondere Alpha-Tocopherol, werden diese künstlichen Tocopherole vielen Lebensmitteln zugesetzt. Da sie aber oft mit biologisch unwirksamen Bestandteilen verunreinigt sind, verhindern sie die gute Wirkung von natürlichen Tocotrienolen und Tocopherolen im Körper.

Walnüsse sind reich an Omega-3-Fettsäuren, die das Tumorwachstum hemmen. Zudem enthalten sie Antioxidanzien und Phytosterole, deren krebsverlangsamende Wirkung ebenfalls belegt ist. Knabbern Sie daher regelmäßig frische Nüsse und verwenden Sie Ölmischungen mit Walnussöl.

DUNKLE SCHOKOLADE

Dunkle Schokolade mit einem Kakaoanteil von mindestens 70 Prozent gehört neben Heidelbeeren und Traubenkernmehl zu den wertvollsten Lieferanten des Pflanzeninhaltsstoffs Proanthocyanidin. Dieses Flavonoid neutralisiert Radikale und beugt so Zellmutationen vor. Es beeinflusst Krebszellen aber auch direkt, weil es die Verbrennung fördert und die Vergärung hemmt. Kakao ist außerdem reich an antikrebswirksamen Polyphenolen. Schon 25 g dunkle Schokolade am Tag helfen, Krebs aktiv vorzubeugen und zu bekämpfen. Genießen Sie diese Menge ohne Reue.

Tipp: Sehr gesund ist auch die Kombination Kakao, Isomaltulose und Galaktose mit Beeren (Cranberry, Heidelbeere) und / oder Orangenschalenstückchen und / oder ölhaltigen Samen (Walnuss, Pistazie), die Ihren Körper noch zusätzlich mit schützenden SPS und wertvollen Ölen versorgen.

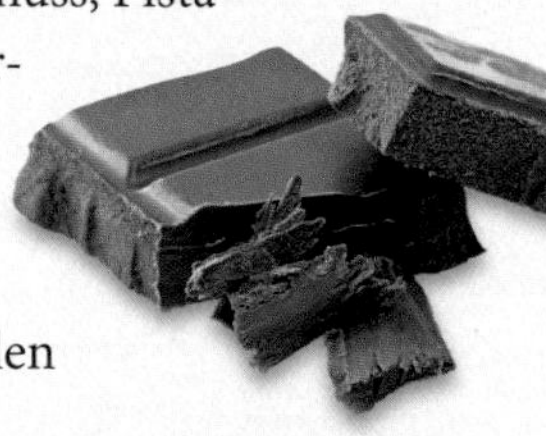

KURKUMA

Kurkuma oder Curcumin, der orangegelbe Pflanzenstoff der Gelbwurzel *(Curcuma longa)*, ein Polyphenol, wirkt der Bildung von Chemotherapie-Resistenzen sowie der Invasion und Metastasierung von Krebszellen entgegen und fördert gleichzeitig das Absterben von Krebszellen. Daher zählt Curcumin zu den besten Antikrebsstoffen, die die Natur uns zur Verfügung stellt. Bewahren Sie Extrakte oder Gewürze mit Curcumin (zum Beispiel Curry) an einem trockenen, dunklen und kühlen Ort auf, denn der Pflanzenstoff reagiert sehr empfindlich auf Licht, Hitze und Sauerstoff und verliert dann seine biologische Wirksamkeit.

Tipp: Unser Körper baut Curcumin sehr schnell ab. Ein Stoff im Pfeffer (Piperin) wirkt dem entgegen. Pfeffern Sie daher entsprechende Gerichte kräftig.

GRÜNER TEE

Weil die Blätter des grünen Tees im Gegensatz zu Schwarztee nicht fermentiert werden, enthalten sie wertvolle Polyphenole (Catechine). Diese verhindern, dass sich neue Blutgefäße bilden, welche die Tumorzellen mit Energie und Sauerstoff versorgen. Gleichzeitig machen sie aggressive Krebszellen empfindlich für Chemo- und Strahlentherapien.
Besonders hoch ist der Polyphenol-Gehalt bei den japanischen Grünteesorten Gyokuro und Sencha-Uchiyama. Bereits drei Tassen davon am Tag hemmen das Krebswachstum deutlich; die Catechine werden allerdings nur dann optimal freigesetzt, wenn Sie den Tee acht bis zehn Minuten ziehen lassen.

MILCH UND MILCHPRODUKTE

Schwedische Wissenschaftler haben herausgefunden, dass ein bestimmter Milchprotein-Fettsäure-Komplex in der Muttermilch, genannt HAMLET (human alpha-lactalbumine made lethal to tumor cells), Krebszellen effizient abtötet, weil er im Zellkern die Apoptose der Tumorzellen aktiviert. Auch in der Milch anderer Säugetiere (etwa Kuhmilch) kommt ein Alpha-lactalbumin-Komplex vor (bovine alpha-lactalbumine made lethal to tumor cells, kurz: BAMLET), der ähnlich wie HAMLET wirkt.
Doch auch wenn Milch über wertvolle natürliche Antikrebsstoffe verfügt: Die in ihr enthaltene Laktose (Milchzucker) kann den Blutzuckerspiegel erhöhen und führt noch dazu bei manchen Menschen zu Unverträglichkeitsreaktionen. Besser als Milch sind Sauermilchprodukte ▸ **siehe Seite 70**.

TOPINAMBUR UND PASTINAKEN

Bis ins 18. Jahrhundert waren die ursprünglich aus Nord- und Mittelamerika stammende Topinambur (Erdbirne) und die Pastinake auch bei uns wichtige Lebens- und Futtermittel. Doch erst in den letzten Jahren erleben sie ein Comeback in der Küche. Beide Wurzelgemüse enthalten zwar eine Speicherform aus vielen Einheiten Fruchtzucker (Polyfruktose oder Inulin genannt), doch diese Ketten aus Zucker sind für den Menschen nicht verdaulich. Sie werden stattdessen von Darmbakterien abgebaut.
Dadurch wird aus einem Zucker ein Ballaststoff, der sogar probiotische Eigenschaften aufweist, da er das Wachstum von gesundheitsfördernden Darmbakterien anregt. Das bedeutet, dass Sie Topinambur und Pastinaken sehr gut als kohlenhydratarme Sättigungsbeilagen verwenden können, denn der Blutzuckerspiegel bleibt nahezu unverändert. Die Bauchspeicheldrüse muss kein Insulin produzieren. Zugleich liefern 100 g Topinambur nur 30 Kalorien.

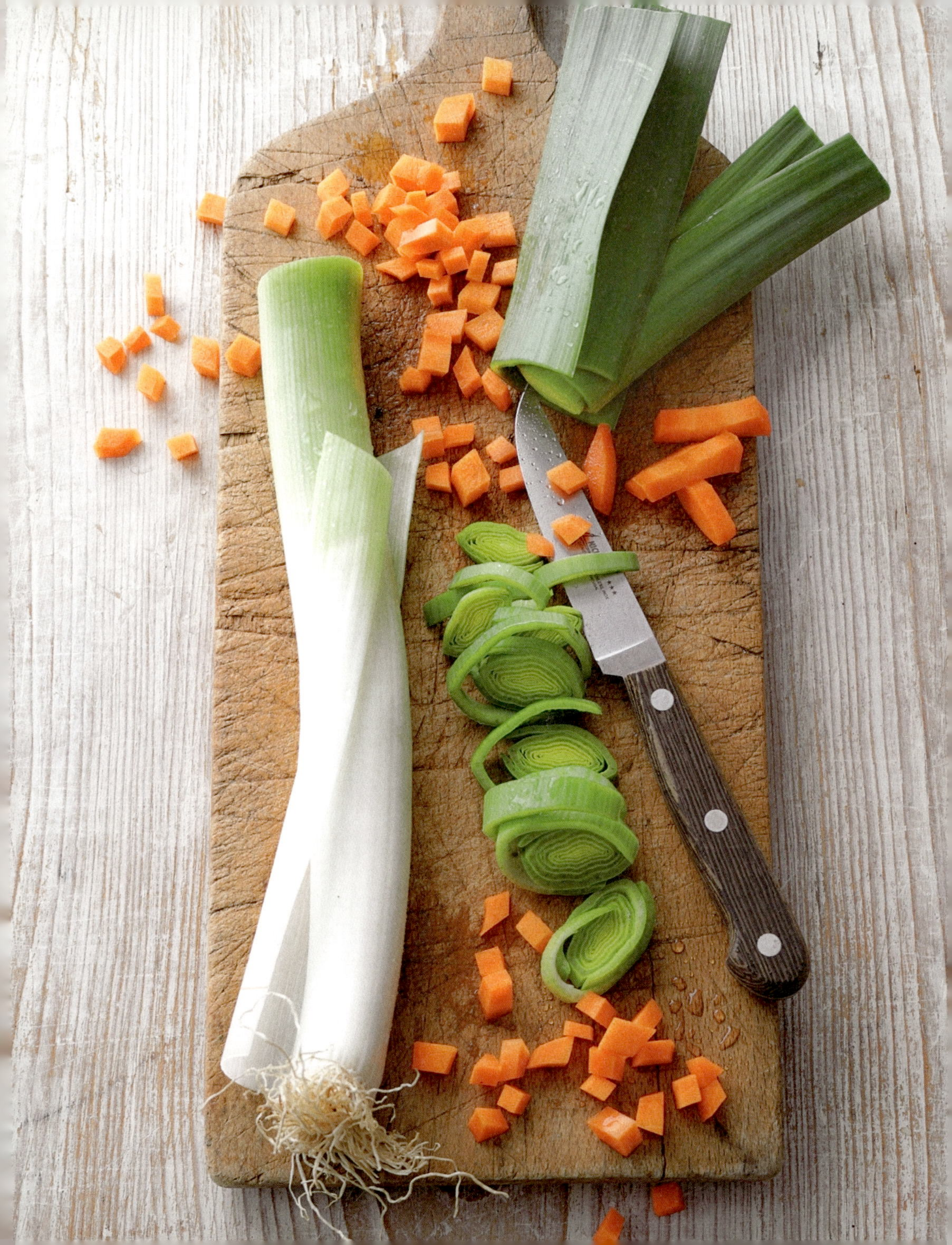

DIE ANTI-KREBS-KÜCHE

ABWECHSLUNGSREICHE REZEPTIDEEN FÜR DEN GANZEN TAG ZEIGEN, DASS DIE SINNVOLLE EINSCHRÄNKUNG VON KOHLENHYDRATEN KEINEN VERLUST AN GENUSS BEDEUTET.

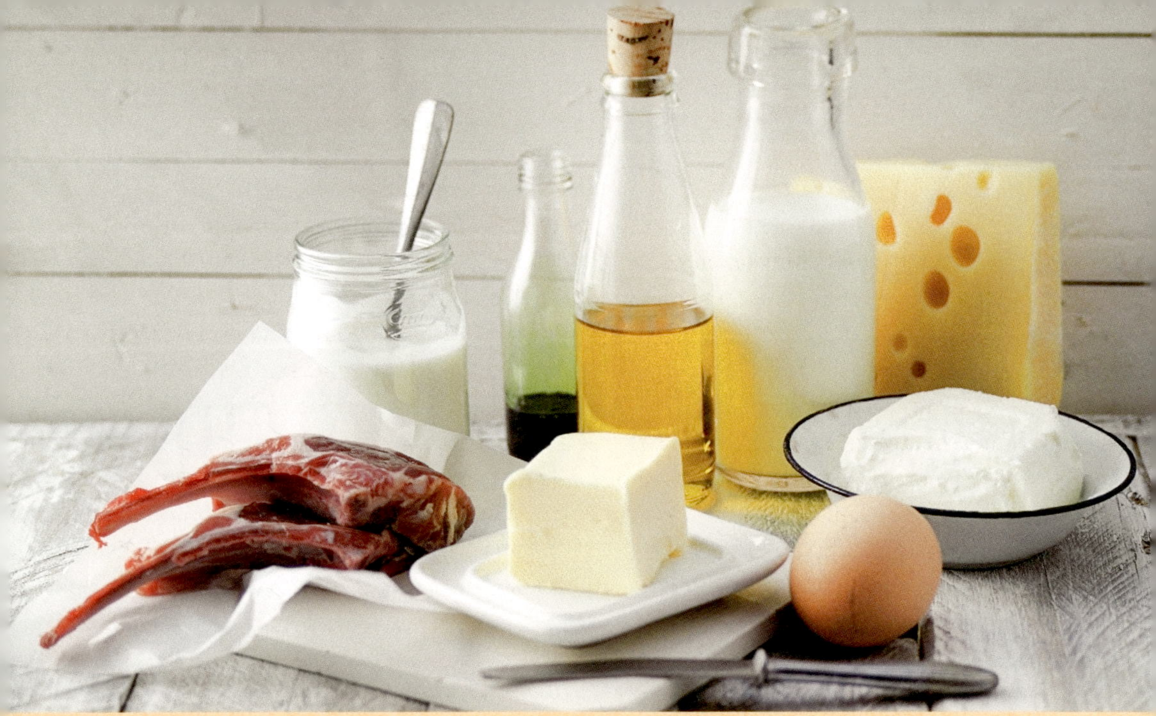

ESSEN SIE SICH GESUND

Sie wissen nun: Wer seinem Körper zu viel Zucker und Stärke, aber zu wenig Eiweiß und zu wenig wertvolle Öle zuführt, trägt ein höheres Risiko, an Krebs zu erkranken. Wer gesund bleiben oder seinen Körper im Kampf gegen Krebs unterstützen möchte, sollte bei seiner Ernährung den Vergärungsstoffwechsel in Krebszellen berücksichtigen. Wenn diese keine Glukose mehr erhalten, müssen sie von Vergärung auf Verbrennung zurückschalten und werden wieder empfindlich für Chemo- und Strahlentherapie. Weil gleichzeitig die gesunden Zellen genügend Nährstoffe bekommen, verhindert man, dass der Körper auszehrt (Kachexie). Ein weiterer positiver Nebeneffekt: Die konsequente Nahrungsumstellung wirkt auch anderen Zivilisationskrankheiten, wie zum Beispiel Diabetes, Herzinfarkt und Alzheimer-Demenz, entgegen.

Die Grundlagen des Dr.-Coy-Prinzips

Auf Fertigprodukte und Süßigkeiten zu verzichten, fällt den meisten Menschen relativ leicht. Doch auch Brot, Kartoffeln, Nudeln und Reis vom täglichen Speiseplan zu streichen, scheint zumindest auf den ersten Blick gewöhnungsbedürftig. Kein Wunder: Seit Jahren lehrt man die Verbraucher, dass Kohlenhydrate den Großteil der Ernährung ausmachen sollten. Auch die Deutsche Gesellschaft für Ernährung (DGE) empfiehlt einen Kohlenhydratanteil von 55 Prozent. Doch gerade die stärkereichen Lebensmittel enthalten extrem viel Zucker und liefern den Krebszellen damit Energie pur. Die Anti-Krebs-Küche nach dem Dr.-Coy-Prinzip baut auf den Erkenntnissen auf, dass sich TKTL1-positive Krebszellen eines Vergärungsstoffwechsels bedienen, wofür sie Kohlenhydrate benötigen und wodurch sie gegen die klassischen Therapieverfahren unempfindlich werden. Bei dieser Küche wird dem Körper die Energie in einer Form zur Verfügung gestellt, die gesunde Zellen unterstützt, Krebszellen jedoch am Wachstum hindert. Sie setzt vor allem auf Eiweiß, Öl/ Fett und Ballaststoffe. Denn diese beeinflussen den Blutzucker- und Insulinspiegel nicht, sättigen gut und lange und sind zudem gute Geschmacksträger. Daher fällt die Umstellung nicht schwer. Die Anti-Krebs-Küche kennt viele Zutaten, die sowohl die Kriterien einer kohlenhydratarmen, eiweiß- und fett- beziehungsweise ölbetonten Ernährung mit vielen bioaktiven und sekundären Pflanzenstoffen sowie Ballaststoffen erfüllen als auch für Abwechslung auf dem Teller sorgen. In den Innenklappen finden Sie Listen mit Lebensmitteln; aus der grünen und begrenzt auch gelben Liste können Sie sich bedienen, die roten Lebensmittel sollten Sie meiden. Zudem können Sie aus den Rezepten ab Seite 93 wählen, was Ihnen schmeckt, sie unterstützen die Therapie. Greifen Sie beim Einkaufen so oft es geht zu Produkten aus biologischem Anbau, weil sie nicht mit Pestiziden, Herbiziden, Chemikalien, Antibiotika und Schwermetallen – viele davon Krebserreger – belastet sind. Fleisch, Milch, Milchprodukte und Eier in Bioqualität stammen von Tieren, die artgerecht ernährt wurden. Denn artgerechte Haltung und Fütterung haben einen direkten Einfluss auf die biologische Wertigkeit der Lebensmittel ▸ **siehe auch Seite 63 und 71.**

INFO

SÜSSE STÄRKE

Lässt man das stärkereiche Weizenmehl länger im Mund, entsteht durch die Glukosefreisetzung ein süßer Geschmack. Das zeigt, dass Mehl ein zuckerreiches Lebensmittel ist.

TIPP

ESSEN AUSSER HAUS

Die meisten Restaurants gehen gern auf Ihre persönlichen Wünsche ein und reichen Fleisch und Fisch, Gemüse und Salat ohne die sonst üblichen kohlenhydratreichen Sättigungsbeilagen. Achten Sie beim Salat auch auf das Dressing, das oft versteckten Zucker enthält (zum Beispiel fertige Dressings wie Thousend-Island-Dressing & Co.). Für den Nachtisch eignen sich Desserts aus Beeren oder fettreiche Cremes wie Pannacotta.
Trinken Sie hauptsächlich Wasser oder stark verdünnte Säfte. Auch ein Glas Pils oder trockener Rotwein sind ab und zu erlaubt.

Um der Übersäuerung des Körpers als Folge der Milchsäureproduktion der Krebszellen entgegenzuwirken, ist es wichtig, reichlich Nahrungsmittel mit entsäuernder Wirkung zu sich zu nehmen. Dazu gehören zum Beispiel rohes Sauerkraut oder Milchsäure enthaltende, vergorene Lebensmittel wie Buttermilch oder milchsauer eingelegte Gemüse wie Rote Bete. Aber auch mithilfe von Nahrungsergänzungsmitteln auf Zitratbasis, etwa Magnesiumzitrat, können Sie Ihren Körper entsäuern.

Lassen Sie sich Zeit

Natürlich wäre es schwer, alle bisherigen Essgewohnheiten von einem Tag auf den anderen über Bord zu werfen. Aber das müssen Sie auch gar nicht. Schließlich haben sich viele Körperzellen durch die »normale« zucker- und stärkereiche Ernährung auf Zucker als Energielieferant eingestellt. Entsprechend heftig würde sich ein abrupter »Entzug« bemerkbar machen: Sie würden sich schwach, müde und abgeschlagen fühlen. Bis sich der Stoffwechsel auf die vermehrte Verstoffwechselung von Fetten / Ölen und Eiweißen eingestellt hat, können bis zu 14 Tage vergehen. Sie sollten Ihrem Körper auch entsprechend lange Zeit geben, sich an die neuen Energielieferanten zu gewöhnen, und die Kohlenhydratzufuhr nach und nach reduzieren. Denken Sie dabei immer daran, dass die Ernährungsumstellung die »Wunderwaffe« im Kampf gegen Ihre Erkrankung sein kann.

Die Umstellung beobachten

Testen Sie gerade in den ersten Wochen der Ernährungsumstellung regelmäßig, ob Ihre Zuckerspeicher verbraucht sind und Ihr Körper auf Fettverbrennung umgestellt hat. Zeigt die Ernährungsumstellung Wirkung auf den Stoffwechsel, enthält Ihr Urin Ketonkörper ▸ **siehe Seite 34**. Noch genauer ist das Ergebnis, wenn Sie mit einem speziellen Messgerät aus der Apotheke Ihr Blut auf Ketonkörper untersuchen.

Bleiben Sie konsequent

Versuchen Sie, die spezielle Ernährungsweise möglichst konsequent und über einen langen Zeitraum durchzuhalten. Sie werden sehen: Schon nach ein paar Monaten ist sie Ihnen in Fleisch und Blut übergegangen. In manchen Fällen ist bereits nach zwei Wochen ein Rückgang von Krebsgeschwüren, Metastasen oder Tumormarkern festzustellen. Die positive Wirkung der neuen Ernährung auf Körpergefühl und Psyche stellt sich meist noch früher ein und ist bereits nach drei bis fünf Tagen zu spüren. Das motiviert natürlich und hilft Ihnen, auch auf Dauer am Ball zu bleiben.

AUSNAHMEN BESTÄTIGEN DIE REGEL

Sie sind zu einer großen Feier eingeladen oder wollen mit Freunden essen gehen? Das ist noch lange kein Grund zur Sorge, wenn Sie sich ansonsten im Alltag an die neue und gesunde Ernährungsweise halten. Wenn Sie vorher wissen, dass Sie »sündigen« werden, leeren Sie Ihre Glykogenspeicher, indem Sie an diesem Tag besonders wenig Glukose zu sich nehmen oder kurz vor dem Essen intensiv Sport treiben. Weil so erst einmal die Glykogenspeicher wieder gefüllt werden, steigt der Blutzucker langsamer an als gewohnt – auch wenn Sie »normal« essen. Ganz wichtig: Verfallen Sie nicht in alte Ernährungsgewohnheiten, sondern essen Sie am nächsten Tag wieder Gerichte aus der Anti-Krebs-Küche.

WICHTIG

HINWEISE ZU DEN REZEPTEN

- Die Rezepte ab Seite 93 wurden von Ökotrophologen speziell für Krebspatienten erarbeitet. Sie eignen sich aber auch für alle gesunden Menschen, um Krebs und anderen Stoffwechselkrankheiten vorzubeugen. Die ausgewogene Ernährungsweise hilft aber auch im Kampf gegen unerwünschte Pfunde (und deren Folgebeschwerden).
- Die Rezepte sind meist für eine Person berechnet. Essen Sie mit der Familie oder Freunden, erweitern Sie die Zutaten entsprechend.
- Der Nährwert der Speisen wird pro Portion angegeben. Dadurch haben Sie die Gesamtenergie und vor allem die tägliche Menge an Kohlenhydraten (KH) immer im Blick. Achten Sie auf die maximale Kohlenhydratmenge (1 g pro Tag und Kilo Körpergewicht) und verteilen Sie diese möglichst gleichmäßig über den Tag. Vermeiden Sie es, mehrere Rezepte mit höherem Kohlenhydratanteil zu kombinieren.
- Haben Sie zwischendurch Hunger, greifen Sie bei den »grünen« Lebensmitteln in den Klappen zu.

DIE RICHTIGEN ZUTATEN

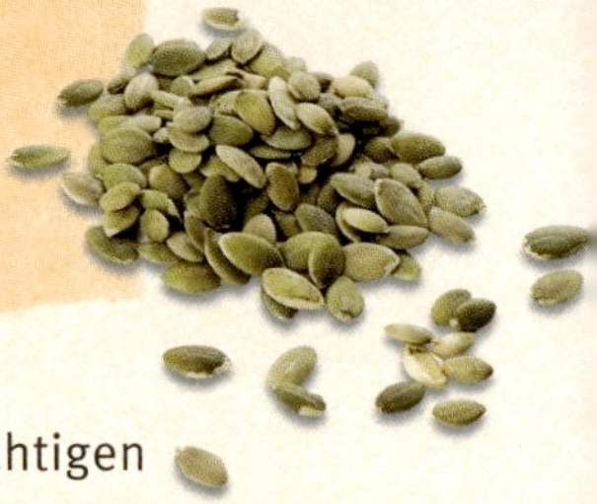

Die Anti-Krebs-Küche ist kohlenhydratarm. Mit den richtigen Zutaten müssen Sie dennoch nicht auf Genuss verzichten. Hier lesen Sie, worauf es ankommt.

GETREIDE UND GETREIDEPRODUKTE

Ursprüngliche Getreidesorten, wie Einkorn und Emmer, enthalten viel weniger Stärke und mehr Eiweiß als Weizen, aber auch mehr als Dinkel, Hafer und Roggen. Ebenfalls gut zum kohlenhydratarmen Backen und Kochen geeignet sind Mehle aus

- zucker- und stärkearmer Haferkleie, Mandeln und Kokos.
- Ölsamen wie Kürbiskerne und Leinsamen.
- Kernen von Trauben und Granatäpfeln.

Da diese Mehle zum Teil sehr geschmacksintensiv sind, können Sie sie auch untereinander mischen.

EIWEISSBROTE

Handelsübliches Brot oder Vollkornbrot aus Weizen oder Roggen ist reich an Kohlenhydraten und beeinflusst den Blutzuckerspiegel stark. Greifen Sie daher lieber zu speziellen Broten, deren Kohlenhydratanteil unter 20 Prozent liegt. Wenn der Eiweiß- und Ballaststoffanteil gleichzeitig hoch ist (mindestens zwölf beziehungsweise mehr als zehn Prozent), werden Sie dennoch satt. Vorsicht ist bei sogenannten Proteinbroten ▸ **siehe Seite 71** geboten, die zwar viel Eiweiß, aber auch reichlich Gluten enthalten. Fragen Sie daher Ihren Bäcker oder werfen Sie einen kritischen Blick auf die Verpackungsangaben. Oder Sie backen Ihr kohlenhydratarmes Brot selbst ▸ **siehe Seite 96**.

EIWEISSREICHE NUDELN

Auch bei Nudeln gilt: Sie sollten weniger als 20 Prozent Kohlenhydrate und mehr als 50 Prozent Eiweiß sowie reichlich Ballaststoffe enthalten. Auch Nudeln aus Urgetreidesorten (siehe links) sind in Maßen erlaubt.

ÖLE

Da es kein Pflanzenöl gibt, das alle Bedürfnisse des Körpers stillt, verwenden Sie am besten eine Mischung verschiedener Öle. Ideale Mischungen sollten einen hohen Gehalt an natürlichem Vitamin E aufweisen (0,3 Prozent), wobei der Gehalt an Tocotrienolen höher sein sollte als der an Tocopherolen. Insbesondere ein hoher Gamma-Tocotrienol-Anteil ist empfehlenswert.

Der Anteil an Omega-3-Fettsäuren sollte 20 bis 30 Prozent ausmachen; das Verhältnis von Omega-3- zu Omega-6-Fettsäuren sollte zwischen 1:1 und 2:1 liegen. Ein Anteil von Gammalinolensäure (0,5 %) ist wünschenswert. 20 bis 30 Prozent der Mischung sollten mittelkettige Fettsäuren ausmachen (MCT-Fette). Bei guten Ölen finden Sie diese Angaben auf dem Etikett. Sie können auch selbst ein Öl mischen ▸ **siehe Seite 93**. Nehmen Sie von dieser Ölmischung jeden Tag pro Kilo Körpergewicht 0,5 ml zu sich.

ZUCKER & CO.

Es gibt Zucker, die nur langsam oder gar nicht verstoffwechselt werden und so den Insulinstoffwechsel nicht belasten.

- Isomaltulose und Trehalose sind gute Alternativen für Haushaltszucker; sie sind allerdings etwas weniger süß als dieser. Um die geringere Süßkraft auszugleichen, können Sie den natürlichen, aus Pflanzen gewonnenen Süßstoff Stevia zugeben.
- Fruchtzucker (Fruktose) eignet sich nur sehr bedingt als Ersatz für Haushaltszucker, weil sich übermäßiger Verzehr negativ auf den Fettstoffwechsel (Fettleber) auswirken und die Harnsäurewerte ansteigen lassen kann.

KONFITÜRE

Greifen Sie bevorzugt zu Produkten mit einem hohen Fruchtanteil (mindestens 55 Prozent), die mit Isomaltulose, Trehalose, Galaktose oder auch zusätzlich mit Stevia gesüßt wurden.

BALLASTSTOFFPULVER

Ballaststoffe in Pulverform senken die Energiedichte einer Speise und kurbeln zugleich die Verdauung an. Sie reduzieren beziehungsweise verzögern aber auch den Blutzuckeranstieg, weil die Glukose langsamer freigesetzt wird. Enthalten sie zudem reichlich Eiweiß, wird der Blutzuckeranstieg noch effektiver verzögert, außerdem sättigen sie stärker. Das Ballaststoffpulver kann in spezielle Laktatdrinks ▸ **siehe Seite 70** eingerührt und dann zum Beispiel als proteinreiche, kohlenhydratarme Zwischenmahlzeit verzehrt werden. Das Ballaststoffpulver eignet sich auch zum Einrühren in Getränke wie Obstsaftschorlen.

BUTTERMILCH & CO.

Milchsäure, die von der Krebszelle gebildet wird, erreicht um die Krebszelle herum eine sehr hohe Säurekonzentration (pH 2) und führt damit zu einer Zerstörung des umgebenden gesunden Gewebes. Milchsäure, die man in Form von vergorenen Lebensmitteln aufnimmt, hat dagegen eine entsäuernde und damit gesunde Wirkung auf den Körper. Milchsäure aus Lebensmitteln (zum Beispiel Buttermilch oder Sauerkraut) lässt zudem den Blutzucker- und Insulinspiegel nicht steigen und kann von Krebszellen nicht als Energiequelle genutzt werden.

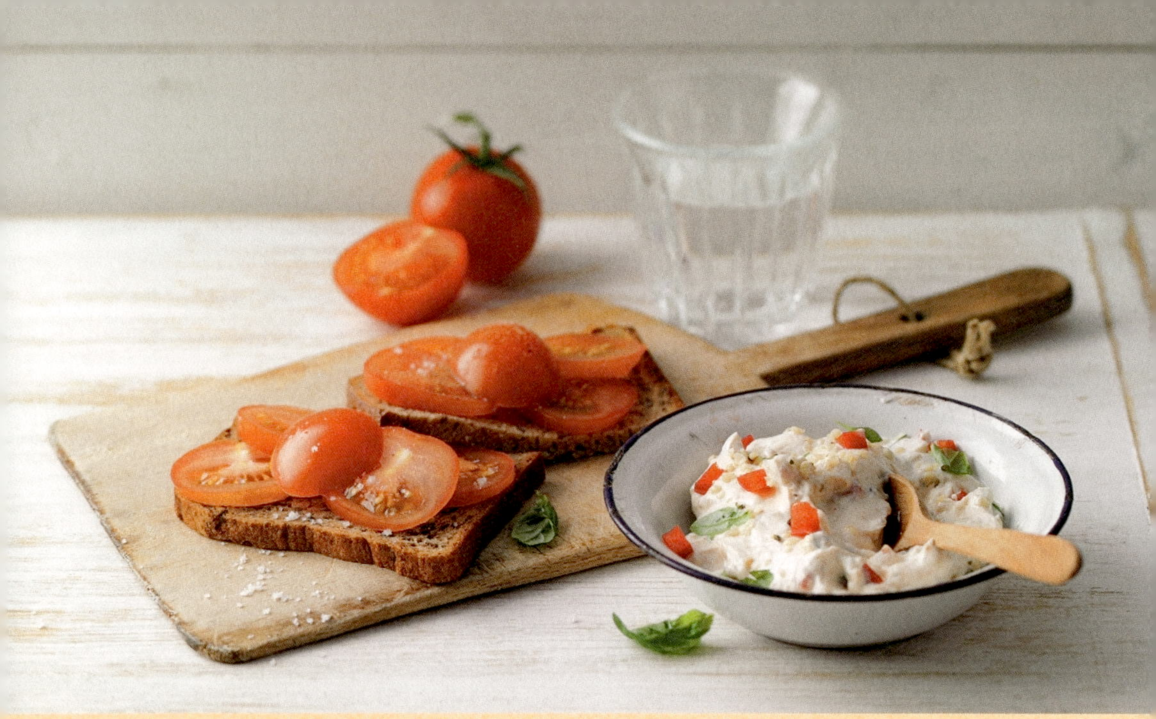

FRÜHSTÜCK: GUTER START IN DEN TAG

Ein Frühstück ohne Brot ist für viele kein richtiges Frühstück. Doch obwohl Brot, aber auch Müsli normalerweise äußerst reich an Zucker und Stärke sind, müssen Sie mit den richtigen Rezepten auf nichts verzichten. Achten Sie darauf, dass das Brot nur wenig Kohlenhydrate enthält und dafür einen Eiweißgehalt von mindestens zwölf Prozent sowie einen hohen Ballaststoffanteil aufweist, dann ist es auch für die Anti-Krebs-Ernährung geeignet. Ein passendes Rezept finden Sie auf Seite 96. Verzichten sollten Sie auf Brot oder Müsli aus Weizen, denn er steigert nicht nur den Blutzucker enorm, sondern kann auch wegen des enthaltenen Glutens zu Unverträglichkeiten führen. Starten Sie lieber süß in den Tag, dann wählen Sie als Brotbelag Konfitüre mit niederglykämischen Zuckern. Weitere Anregungen finden Sie auf den Seiten 95 und 99 – 101.

PAPRIKA-QUARK

75 g Quark (40 % Fett) | ½ EL Ölmischung ▸ **siehe Tipp unten** | Salz | Paprikapulver edelsüß | Rosenpaprika | ½ EL geschälte Hanfnüsse | ½ kleine rote Paprika | ½ Bund Basilikum | 1 kleine Tomate | 25 g Proteinbrot

Für 1 Person
Pro Portion 370 kcal, 32 g F, 13 g KH, 12 g E

1 Den Quark mit der Ölmischung cremig rühren; ist die Mischung zu fest, eventuell noch etwas Wasser zugeben. Mit Salz und den beiden Paprikapulversorten nach Geschmack würzen und die geschälten Hanfnüsse unterrühren.
2 Paprika waschen, putzen und klein würfeln. Basilikum abbrausen und trocken schütteln. Die Blättchen abzupfen und klein schneiden. Mit den Paprikawürfelchen zum Quark geben.
3 Die Tomate waschen, in dünne Scheiben schneiden und auf das Proteinbrot legen. Zum Paprikaquark genießen.

SCHNITTLAUCH-QUARK

60 g Quark (40 % Fett) | 50 g Laktatdrink | 1 TL Ölmischung ▸ **siehe Tipp rechts** | ½ TL Sahne | ½ TL geschälte Hanfnüsse | Salz | ½ EL Schnittlauchröllchen

Für 1 Person
Pro Portion 170 kcal, 13 g F, 4 g KH, 9 g E

1 Quark, Laktatdrink, Ölmischung und Sahne in einer kleinen Schüssel cremig rühren.
2 Hanfnüsse zugeben und mit Salz sowie den Schnittlauchröllchen würzen.

TSATSIKI

100 g Gurke | ½ Knoblauchzehe | 100 g Quark (40 % Fett) | 50 ml Laktatdrink | 3 TL Ölmischung ▸ **siehe Tipp unten** | Salz | Pfeffer

Für 1 Person
Pro Portion 400 kcal, 37 g F, 7 g KH, 10 g E

1 Gurke schälen und grob raspeln (Biogurke eventuell nur gründlich waschen). Knoblauch schälen und fein hacken.
2 Mit den restlichen Zutaten verrühren und herzhaft abschmecken.

TIPP

ÖLMISCHUNG

Für die Ölmischung in den Rezepten Leinöl (30 Prozent), MCT-Öl (20 Prozent), Argannussöl (13 Prozent), Hanfnuss-, Walnuss- und Traubenkernöl (je 10 Prozent), Mandelöl (6 Prozent) und natürliches Vitamin E (1 Prozent) mischen. Lagern Sie dieses Öl gut verschlossen, kühl und dunkel. Bezug der Zutaten ▸ **siehe Seite 139.**

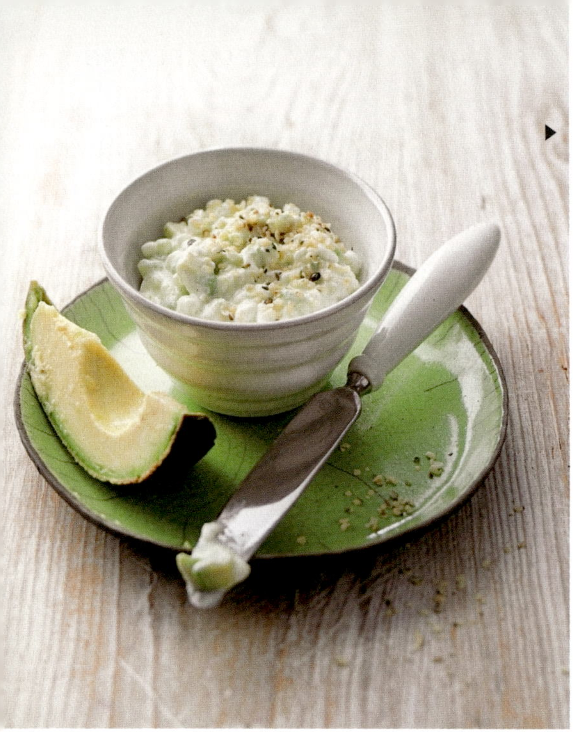
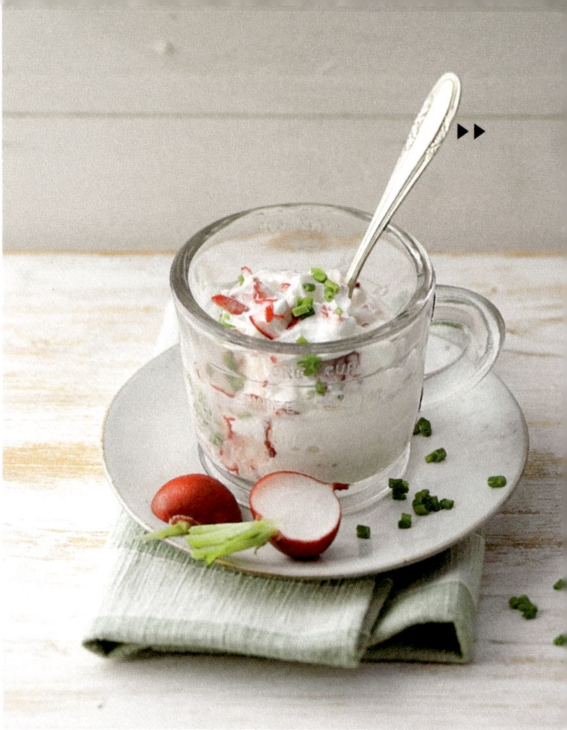
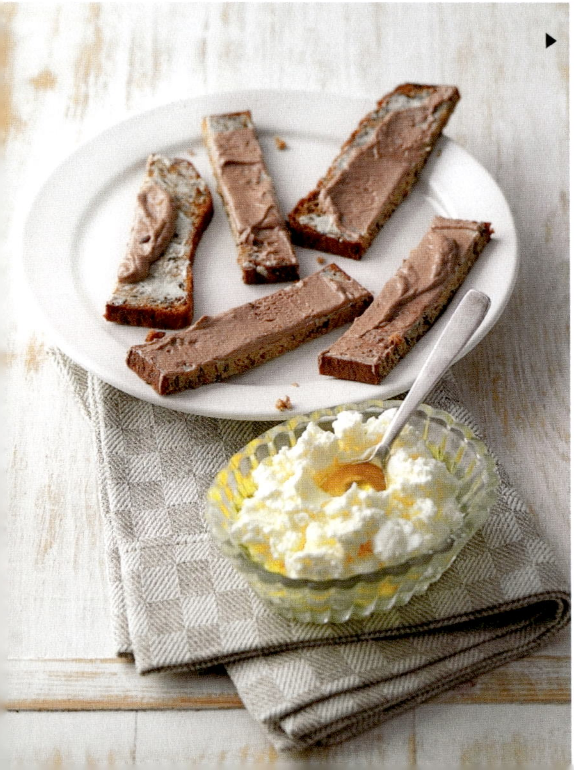
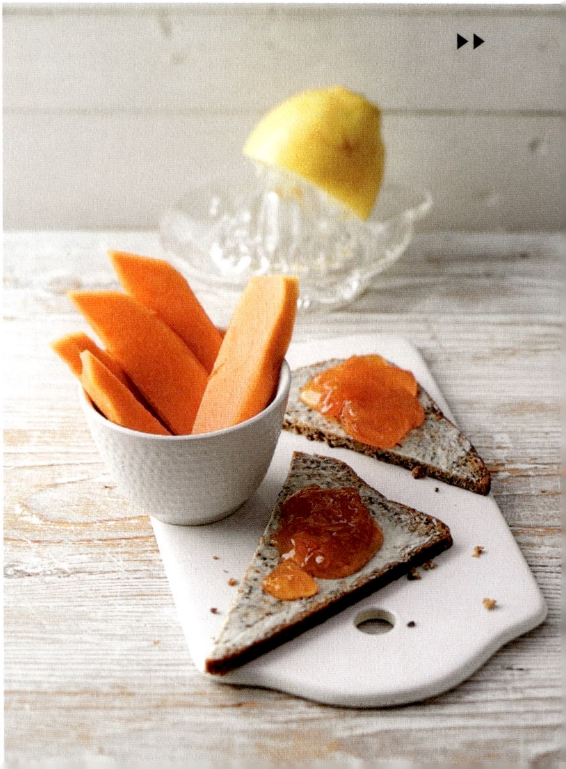

AVOCADO-FRISCHKÄSE

125 g Avocado | 125 g körniger Frischkäse | 3 TL Ölmischung ▸ **siehe Tipp, Seite 93** | Salz | Pfeffer | 1 EL geschälte Hanfnüsse

Für 1 Person
Pro Portion 558 kcal, 50 g F, 5 g KH, 21 g E

1 Die Avocado halbieren und den Kern entfernen. Das Fruchtfleisch mit einem Löffel aus der Schale lösen.

2 Körnigen Frischkäse und Ölmischung mit dem Avocadofleisch verrühren. Salzen und pfeffern. Die geschälten Hanfnüsse darüberstreuen.

VARIANTE

In den Frischkäse passt auch frische Gartenkresse. Dazu die Blättchen mit einer Schere vom Beet schneiden, in einem Sieb kurz waschen und untermischen.

SCHNELLE SCHOKOBROTE

50 g Proteinbrot | 1 EL Butter | 1 TL Kakaocreme (kohlenhydratarm) | 3 TL Ölmischung ▸ **siehe Tipp, Seite 93** | 100 g Mascarpone

Für 1 Person
Pro Portion 750 kcal, 70 g F, 13 g KH, 12 g E

1 Die Brote mit der Butter und der Kakaocreme bestreichen.

2 Das Öl mit dem Mascarpone verrühren und zu den Broten genießen.

RADIESCHEN-FRISCHKÄSE

125 g körniger Frischkäse | 50 g Schmand (24 % Fett) | 3 TL Ölmischung ▸ **siehe Tipp, Seite 93** | 3 Radieschen | 1–2 EL Schnittlauchröllchen

Für 1 Person
Pro Portion 357 kcal, 29 g F, 6 g KH, 17 g E

1 Frischkäse, Schmand und Öl verrühren.

2 Die Radieschen waschen und dazuraffeln. Den Schnittlauch untermischen.

KONFITÜREBROTE MIT PAPAYA

2 Scheiben Proteinbrot (je 25 g) | 1 TL Butter | 1 TL Konfitüre | 125 g frische Papaya | Zitronensaft

Für 1 Person
Pro Portion 172 kcal, 9 g F, 11 g KH, 7 g E

1 Die Brotscheiben dünn mit Butter und Konfitüre bestreichen.

2 Die Papaya halbieren, entkernen, schälen, in Schnitze schneiden und mit Zitronensaft beträufeln. Zu den Broten essen.

KOHLENHYDRATARMES BROT

60 g feine Haferkleie | 50 g Mandelmehl | 50 g gehackte Mandeln | 40 g Ballaststoffpulver | 1 TL Backpulver | 200 g Schmand | 2 Eier | 1 EL Rapsöl | Salz | Samen und Kerne nach Belieben (z. B. Sesamsamen, Leinsamen, Kürbiskerne, Sonnenblumenkerne)

Für 5 Laibe
Pro 100 g Laib 270 kcal, 21 g F, 8 g KH, 13 g E

1 Den Backofen auf 170 °C vorheizen.
2 Alle Zutaten zu einem geschmeidigen Teig verkneten. Dabei nach Geschmack verschiedene Samen oder Kerne untermischen. Aus dem Teig fünf längliche Brotlaibe formen.
3 Die Oberfläche mit einem scharfen Messer mehrmals schräg einschneiden und die Brote im heißen Backofen ca. 25 Minuten goldbraun backen. Auf einem Gitter auskühlen lassen.

KRÄUTER-RÜHREI

2 Eier | 1 TL Sahne | 1–2 EL gehackte Kräuter | Salz | Pfeffer | 1 EL Schinkenspeckwürfel

Für 1 Person
Pro Portion 265 kcal, 20 g F, 4 g KH, 21 g E

1 Eier mit Sahne verquirlen. Kräuter und Gewürze zufügen.
2 Schinkenspeck ohne Fett kross anbraten. Die Eiersahne zugeben. Sobald die Masse stockt, mit zwei Gabeln in Stücke zupfen, fertig braten.

SPINAT-OMELETT

150 g frischer Blattspinat | 1 TL Butter | gekörnte Gemüsebrühe | Kurkuma | 1 Tomate | 2 Eier | ½ TL Sahne | Salz | Pfeffer | geriebene Muskatnuss | 1 ½ EL Kokosöl

Für 1 Person
Pro Portion 280 kcal, 26 g F, 3 g KH, 12 g E

1 Spinat verlesen und gut waschen. Butter in einem Topf schmelzen. Nassen Spinat zugeben und ca. 5 Minuten dünsten. Nach Geschmack mit Gemüsebrühe und Kurkuma würzen.
2 Tomate waschen und achteln. Eier trennen. Eigelb mit Sahne verquirlen. Mit Salz, Pfeffer und Muskatnuss abschmecken. Eiweiß zu steifem Schnee schlagen, vorsichtig unterheben.
3 Kokosöl in einer Pfanne erhitzen. Ei hineingießen. Sobald die Masse stockt, den Spinat darauf verteilen und das Omelett darüberschlagen.
4 Omelett mit den Tomatenachteln garnieren.

SPIEGELEIER MIT SPECK

50 g Speck | 1 Tomate | 1 TL Butter | 2 Eier | Salz | Pfeffer

Für 1 Person
Pro Portion 340 kcal, 30 g F, 2 g KH, 16 g E

1 Speck würfeln. Tomate waschen und achteln.
2 Speck in heißer Butter knusprig anbraten. Eier dazuschlagen und braten; salzen und pfeffern. Mit den Tomatenachteln anrichten.

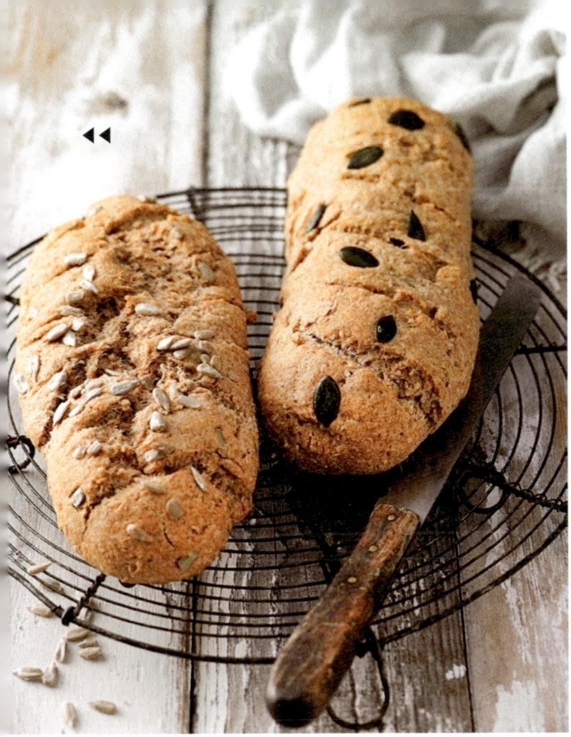

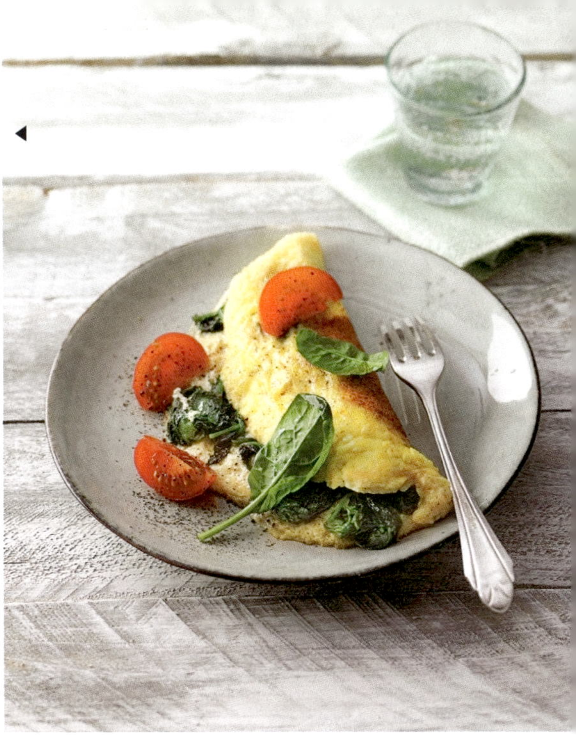

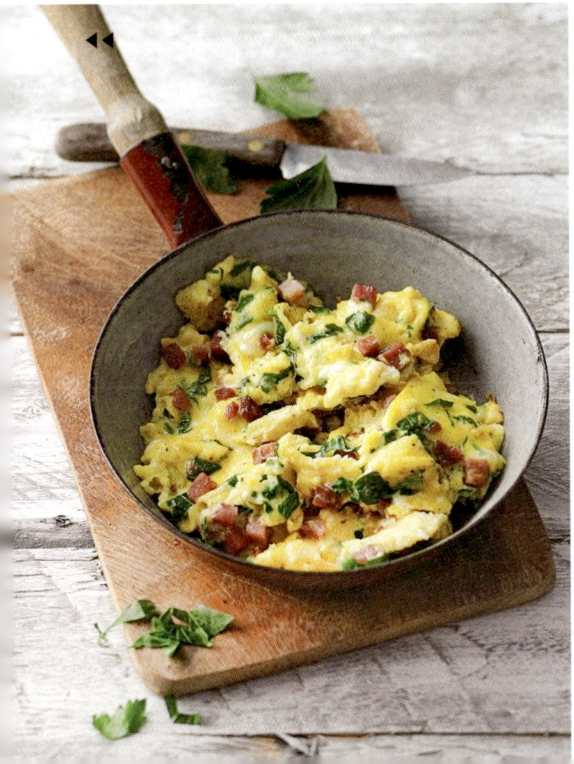

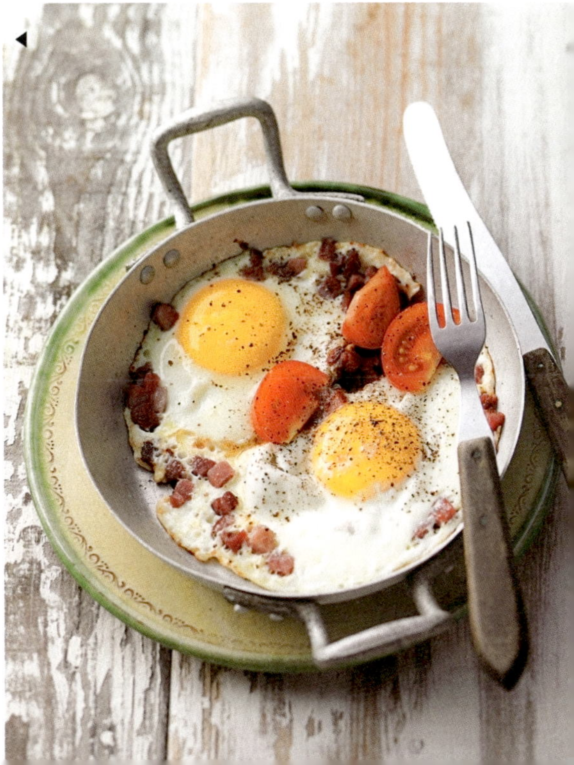

ROASTBEEF MIT SAURER GURKE

1 Eigelb | ½ TL milder Senf (ungezuckert) | Salz | Pfeffer | Süßstoff | 1 – 2 TL Ölmischung ▸ **siehe Tipp, Seite 93** | 60 g Roastbeef gebraten | 1 saure Gurke | 25 g Proteinbrot | 1 TL Butter

Für 1 Person
Pro Portion 251 kcal, 19 g F, 6 g KH, 16 g E

1 Für die Mayonnaise das Eigelb, den Senf, Salz, Pfeffer und etwas Süßstoff im Mixer oder mit dem Handrührgerät gut verrühren ▸ **siehe dazu Tipp unten**. Dann die Ölmischung unter stetem Rühren tröpfchenweise zugeben, bis die Masse bindet.

2 Das Roastbeef auf einem Teller anrichten und dekorativ mit der Mayonnaise beträufeln. Die saure Gurke der Länge nach in dünne Scheiben schneiden, auffächern und das Roastbeef damit garnieren.

3 Das Proteinbrot dünn mit Butter bestreichen. Zum Roastbeef essen.

TIPP

WOHLTEMPERIERT

Damit die Mayonnaise nicht gerinnt, müssen unbedingt alle Zutaten Raumtemperatur haben.

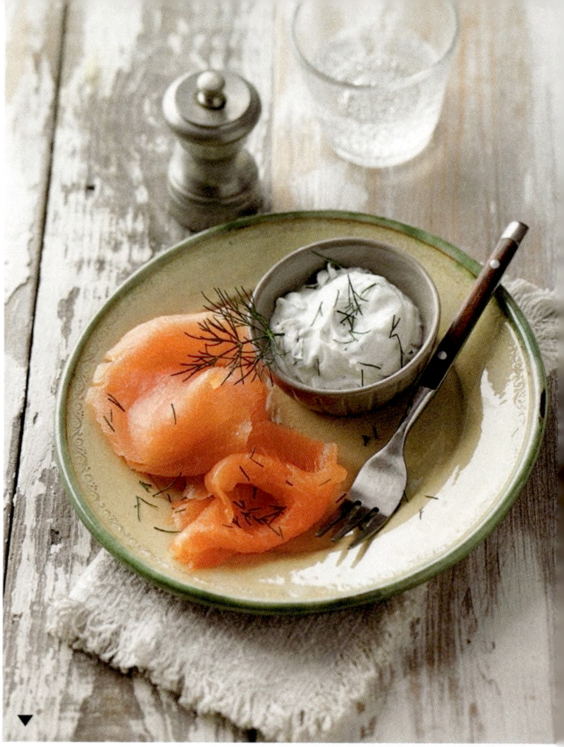

DILLQUARK MIT RÄUCHERLACHS

125 g Quark (40 % Fett) | 3 TL Ölmischung ▸ **siehe Tipp, Seite 93** | 1 TL Dillspitzen | 80 g Räucherlachs

Für 1 Person
Pro Portion 673 kcal, 58 g F, 3 g KH, 62 g E

1 Quark und Ölmischung cremig rühren. Die gehackten Dillspitzen untermischen.

2 Den Lachs auf einem Teller anrichten und mit dem Dillquark servieren.

NUSS-FRUCHT-JOGHURT

35 g Heidelbeeren | 50 g Naturjoghurt (vollfett) | 60 g Laktatdrink | 2 TL Ölmischung ▸ **siehe Tipp, Seite 93** | Zimt | Süßstoff | 1 EL gemahlene Haselnüsse

Für 1 Person
Pro Portion 220 kcal, 19 g F, 6 g KH, 4 g E

1 Heidelbeeren abbrausen und abtropfen lassen. Ein paar Heidelbeeren zum Dekorieren zur Seite legen.

2 Joghurt, Laktatdrink und Ölmischung verrühren. Mit Zimt und Süßstoff verfeinern. Die Nüsse zufügen.

3 Die Heidelbeeren in ein Schälchen füllen und den Joghurt darübergießen. Die Mischung mindestens 30 Minuten im Kühlschrank ziehen lassen. Mit den zurückgelegten Beeren verzieren und servieren.

TIPP

KEINE BEERENZEIT?

Statt frischer Beeren können Sie auch die entsprechende Menge an Tiefkühlfrüchten oder 2 TL Waldbeeren-Konfitüre in den Joghurt rühren.

▲

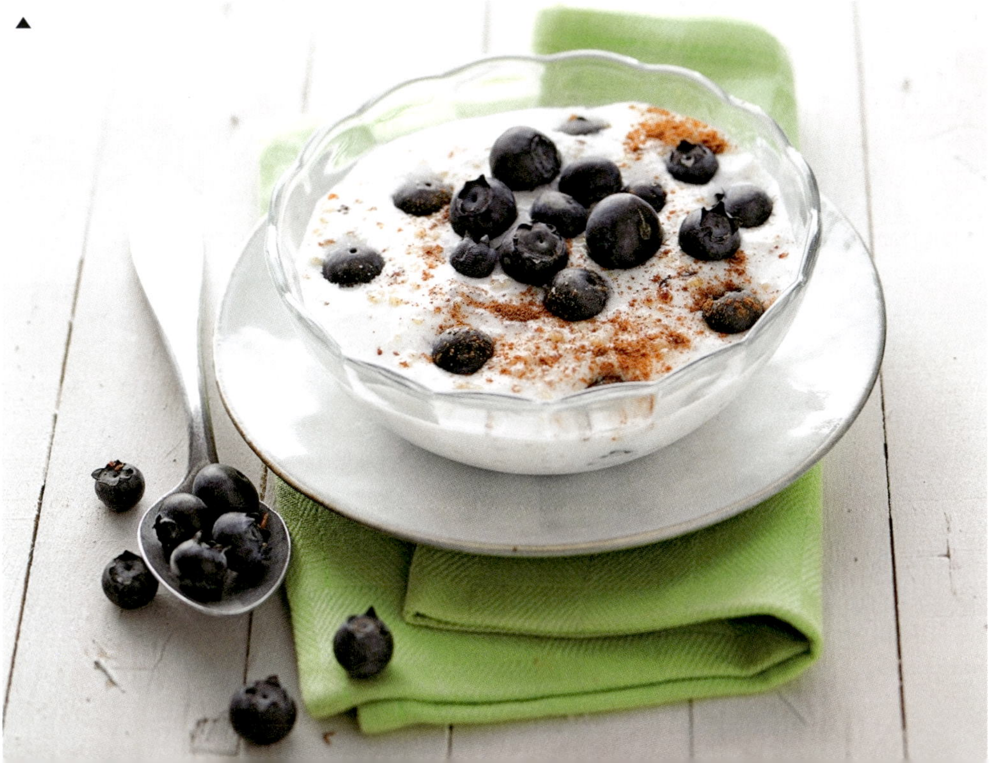

QUARK-APRIKOSEN

2 Aprikosen | 1 EL Quark (40 % Fett) | ½ TL Zitronensaft | ½ TL Ölmischung ▸ **siehe Tipp, Seite 93** | Süßstoff | abgeriebene Zitronenschale | ½ EL geschälte Hanfnüsse

Für 1 Person

Pro Portion 90 kcal, 5 g F, 6 g KH, 4 g E

1 Die Aprikosen waschen, halbieren und entsteinen. Den Speisequark mit Zitronensaft und der Ölmischung glatt rühren. Nach Geschmack mit Süßstoff und Zitronenschale verfeinern.

2 Die Quarkmischung mit einem Teelöffel in die Aprikosenhälften füllen. Mit geschälten Hanfnüssen bestreuen.

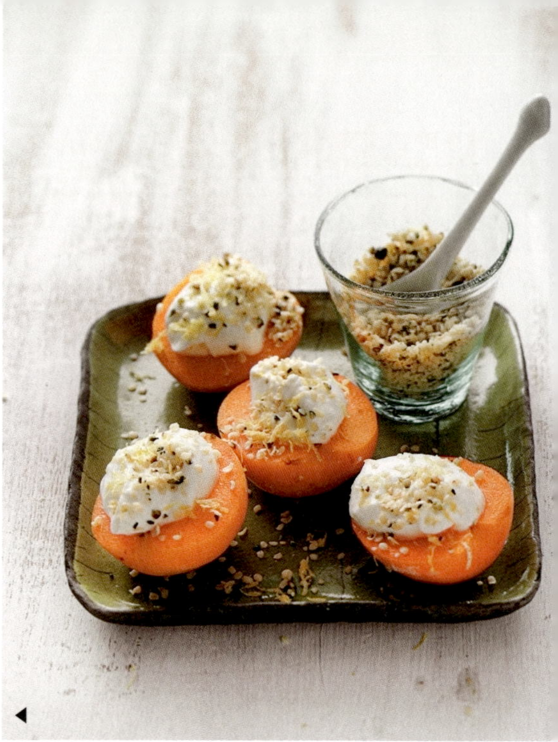

◂

SCHOKOQUARK MIT HANFNÜSSEN

30 g Quark (40 % Fett) | 2 TL Ölmischung ▸ **siehe Tipp, Seite 93** | 1 EL geschälte Hanfnüsse | 2 TL Kakaocreme (kohlenhydratarm)

Für 1 Person

Pro Portion 270 kcal, 18 g F, 5 g KH, 8 g E

1 Den Speisequark in einer Schüssel mit der Ölmischung cremig rühren.

2 Die Hanfnüsse in einer beschichteten Pfanne ohne Fett leicht rösten, bis sie duften. Die Hälfte davon mit der Kakaocreme in den Quark rühren. Mit den restlichen Hanfnüssen garnieren.

HEIDELBEER-SHAKE

60 g Heidelbeeren | 2 TL Zitronensaft | 1 EL feine Dinkelkleie | 150 ml Buttermilch | 2 EL Sahne | flüssiger Süßstoff nach Belieben
Außerdem: 1 dicker Trinkhalm

Für 1 Person

Pro Portion 160 kcal, 8 g F, 12 g KH, 8 g E

1 Die Heidelbeeren kurz abbrausen und verlesen. Mit Zitronensaft, Kleie und Buttermilch im Mixer oder mit dem Pürierstab fein zerkleinern.

2 Die Sahne zufügen, mit Süßstoff süßen und alles noch einmal kurz durchmixen.

3 Den Drink in ein hohes Glas gießen und mit einem dicken Trinkhalm servieren.

TOFU-HIMBEER-PUDDING

50 g Seidentofu | ½ TL Mandelmus | ½ TL Ölmischung ▸ **siehe Tipp, Seite 93** | 25 g frische Himbeeren | 1 Prise Vanillepulver | Süßstoff

Für 1 Person
Pro Portion 150 kcal, 11 g F, 6 g KH, 7 g E

1 Seidentofu, Mandelmus und Öl verrühren.
2 Himbeeren zerdrücken und untermischen (vorher einige Beeren beiseitelegen).
3 Die Tofu-Mandel-Masse mit Vanillepulver und Süßstoff verfeinern und mit den restlichen Himbeeren verzieren.

MANDARINEN-CASHEW-QUARK

60 g Quark (40 % Fett) | 50 g Laktatdrink | 1 TL Ölmischung ▸ **siehe Tipp, Seite 93** | 2 TL Cashewnussmus | ½ TL Agavendicksaft | ½ Vanilleschote | ½ Mandarine

Für 1 Person
Pro Portion 240 kcal, 15 g F, 11 g KH, 6 g E

1 Quark mit Laktatdrink, Ölmischung, Nussmus und Agavendicksaft cremig rühren.
2 Mark der Vanilleschote in den Quark kratzen.
3 Mandarine schälen, Fruchtschnitze in Würfel schneiden und unter den Quark heben.

▲
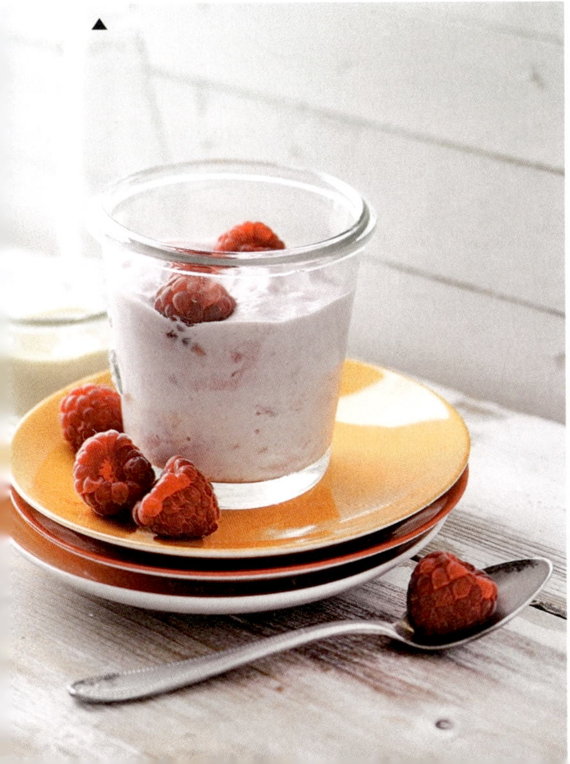

▲
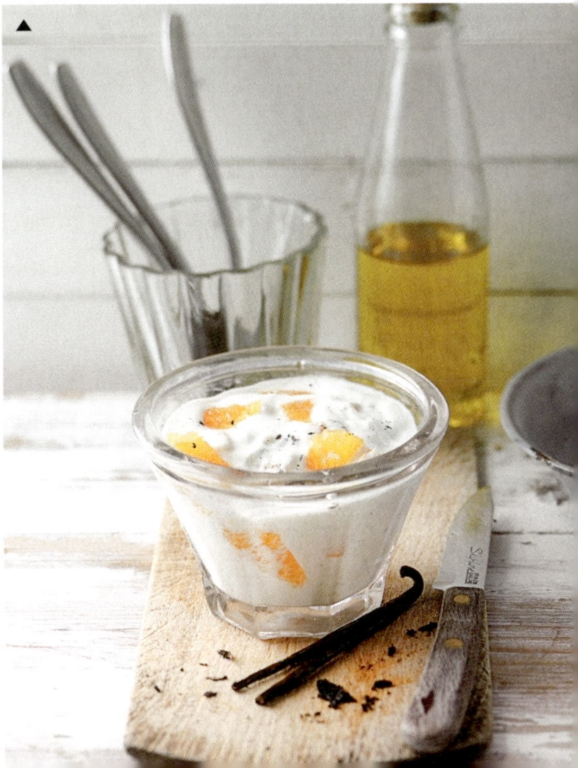

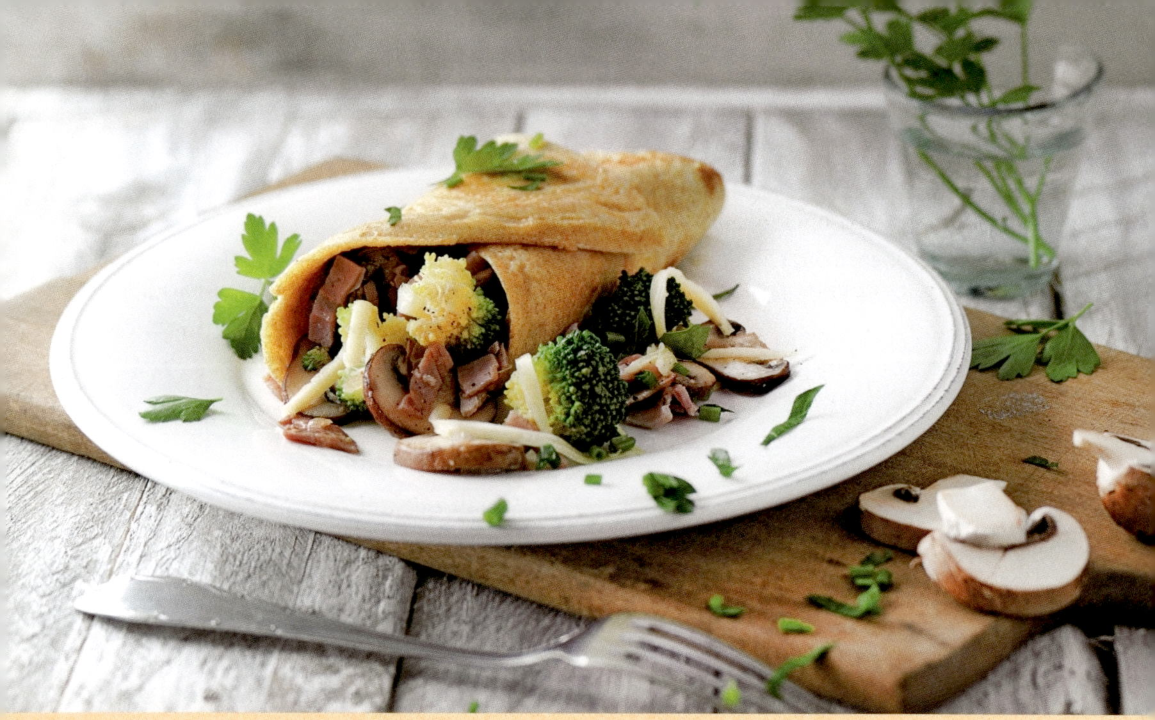

MITTAGESSEN: ENERGIERESERVEN FÜLLEN

Gemüse oder Salat, Fisch und Fleisch sind reich an sättigendem Eiweiß, aber arm an Kohlenhydraten. Weil dadurch der Blutzuckerspiegel konstant bleibt, können Sie diese Lebensmittel auch weiterhin ohne Reue genießen. Sie haben zusätzlich den Vorteil, dass Sie nachmittags nicht in ein Leistungstief fallen. Aufpassen heißt es dagegen bei Sättigungsbeilagen wie Kartoffeln oder Nudeln. Sie sind sehr kohlenhydratreich und liefern damit Krebszellen genau das, was sie zur Energiegewinnung brauchen: Zucker und Stärke. Greifen Sie daher möglichst zu speziellen Nudeln mit geringem oder moderatem Kohlenhydratanteil ▸ **siehe Seite 90**. Sie sättigen genauso gut, sind aber im Sinne des Dr.-Coy-Prinzips gesünder ▸ **siehe Seite 87**. Mit Topinambur und Pastinaken haben Sie außerdem Beilagen, die den Blutzuckerspiegel nicht beeinflussen.

GEFÜLLTE PFANNKUCHEN

1 kleine Zwiebel | 125 g Champignons | 50 g Brokkoli | 50 g gekochter Schinken | 2 EL Kokosöl | 2 kleine Eier | 90 g Quark (40 % Fett) | 50 ml Milch | 25 g feine Haferkleie | 15 g Einkorn-Vollkornmehl | 10 g Kokosmehl | 10 g Ballaststoffpulver | Salz | Zimt | 50 g geriebener Gouda | 1 EL gehackte Petersilie

Für 1 Person
Pro Portion 570 kcal, 63 g F, 32 g KH, 56 g E

1 Zwiebel schälen und fein würfeln. Champignons putzen und je nach Größe halbieren oder vierteln. Brokkoli putzen, waschen und in Röschen teilen. Schinken in Würfel schneiden.

2 1 EL Kokosöl erhitzen und die Zwiebeln darin anschwitzen. Brokkoli zugeben und 5 – 10 Minuten bissfest garen. Pilze und Schinken zufügen.

3 Eier trennen. Eigelb mit Quark, Milch, Haferkleie, Einkorn-Vollkornmehl, Kokosmehl, Ballaststoffpulver sowie je 1 Prise Salz und Zimt verrühren. Eiweiß zu steifem Schnee schlagen und vorsichtig unterheben.

4 In einer Pfanne das restliche Kokosöl erhitzen. Nacheinander zwei Pfannkuchen backen.

5 Gouda unter die Brokkoli-Pilz-Mischung rühren; mit Petersilie bestreuen. Pfannkuchen mit dem Gemüse füllen und sofort servieren.

VARIANTE

Für Vegetarier lassen Sie den Schinken weg oder ersetzen ihn durch Räuchertofu.

WIRSING-AUSTERNPILZ-PFANNE

180 g Wirsing | 50 g Austernpilze | ½ Zwiebel | 50 g Katenschinken | 1 TL Rapsöl | 60 ml Fleischbrühe | Salz | Pfeffer | Kümmel | 20 g saure Sahne | 1 EL gehackte Petersilie

Für 1 Person
Pro Portion 220 kcal, 12 g F, 7 g KH, 21 g E

1 Den Wirsing putzen. Den harten Strunk herausschneiden und die Blätter in feine Streifen schneiden.

2 Die Austernpilze mit einer Gemüsebürste gründlich säubern. Die Pilze in mundgerechte Stücke schneiden.

3 Die Zwiebel schälen und in feine Würfel schneiden. Den Katenschinken ebenfalls in kleine Würfel schneiden.

4 Das Rapsöl in einer beschichteten Pfanne erhitzen. Schinken- und Zwiebelwürfel darin andünsten. Pilze zugeben und 5 Minuten braten. Alles herausnehmen und abtropfen lassen.

5 Die Wirsingstreifen im verbliebenen Bratfett etwa 5 Minuten anbraten. Die Fleischbrühe angießen, mit Salz, Pfeffer und Kümmel kräftig würzen. Dann den Wirsing in rund 20 Minuten weich garen.

6 Pilze, Zwiebeln und Schinken wieder zurück in die Pfanne geben und alles noch einmal herzhaft abschmecken. Mit saurer Sahne und gehackter Petersilie garnieren und servieren.

SPÄTZLE MIT CHAMPIGNON-NUSS-SAUCE

125 g Champignons | 1 EL Kokosöl | Salz | Pfeffer | geriebene Muskatnuss | 7 g Sojamehl | 15 g gehackte Haselnüsse | 60 ml Gemüsebrühe | ½ Knoblauchzehe | 12 g Sahne (30 % Fett) | 12 g geriebener Emmentaler | ½ TL gehackte Petersilie | 30 g Quark (40 % Fett) | 1 kleines Ei | 20 g feine Haferkleie | 15 g Einkorn-Vollkornmehl

Außerdem: Spätzlehobel

Für 1 Person

Pro Portion 466 kcal, 29 g F, 25 g KH, 27 g E

1 Champignons putzen und vierteln. Das Kokosöl in einer Pfanne erhitzen und die Pilze darin wenige Minuten dünsten. Mit Salz, Pfeffer und geriebener Muskatnuss würzen.

2 Das Sojamehl und die gehackten Haselnüsse ohne Fett in einer weiteren Pfanne anrösten. Die Gemüsebrühe angießen, aufkochen lassen und auf kleiner Flamme etwa 5 Minuten sanft kochen lassen.

3 Die Knoblauchzehe schälen und zur Gemüsebrühe pressen. Diese dann mit Salz und Pfeffer abschmecken.

4 Sahne angießen und nochmals kurz aufkochen lassen. Den geriebenen Emmentaler hineinrühren, dann die gedünsteten Champignons in die Sauce mischen.

▲

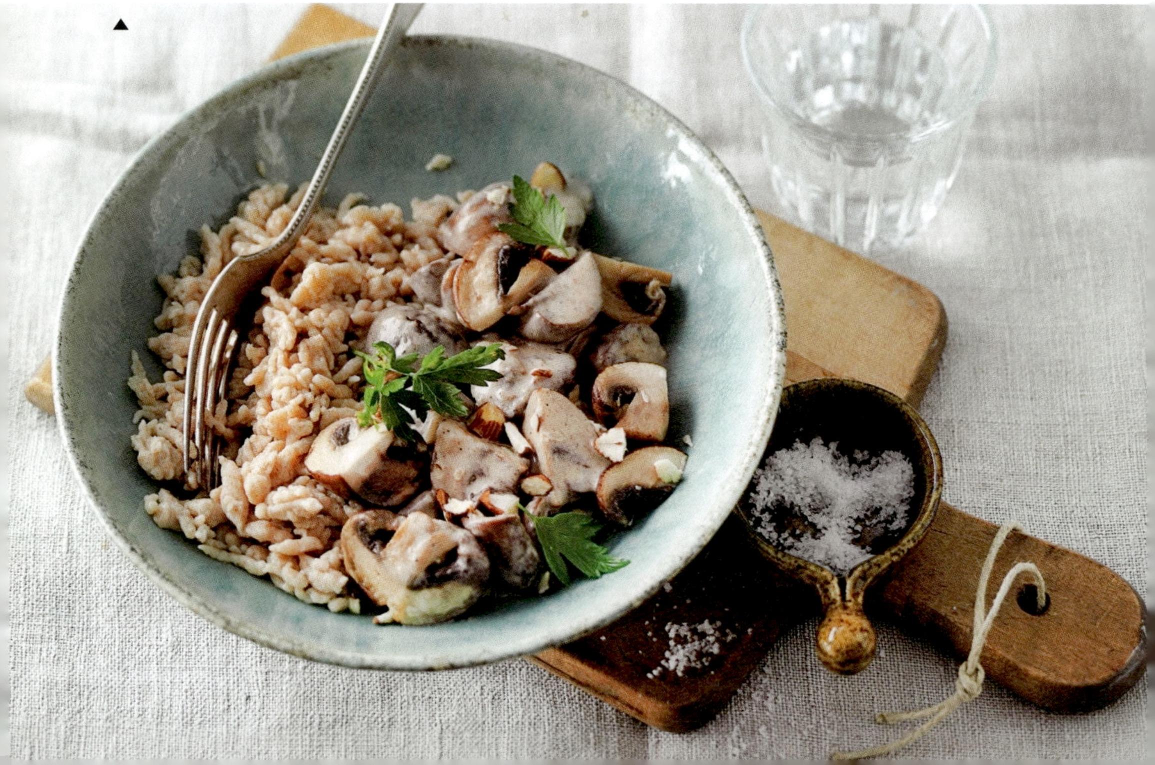

5 Für den Spätzleteig Speisequark, Ei, Haferkleie und Einkorn-Vollkornmehl zu einem geschmeidigen Teig rühren. Mit Salz und etwas geriebener Muskatnuss würzen.
6 In einem großen Topf reichlich Wasser zum Kochen bringen. Den Teig mit einem Spätzlehobel portionsweise ins heiße Wasser schaben.
7 Die Spätzle 10 Minuten im wallenden Wasser ziehen lassen, abgießen und abtropfen lassen. Mit der Champignonsauce anrichten.

PASTINAKEN-PUFFER

125 g Pastinaken | 25 g Lauch | 1 EL Ballaststoffpulver | Salz | Pfeffer | 1 EL Kokosöl

Für 1 Person
Pro Portion 180 kcal, 17 g F, 4 g KH, 7 g E

1 Pastinaken schälen und mit der Gemüsereibe grob raffeln. Lauch putzen, waschen und in feine Ringe schneiden.
2 Pastinaken, Lauch und Ballaststoffpulver mit 15 ml Wasser vermengen. Mit Salz und Pfeffer herzhaft würzen.
3 Das Kokosöl in einer beschichteten Pfanne erhitzen. Jeweils 1 – 2 EL von der Pastinaken-Lauch-Masse in die Pfanne geben und flach drücken.
4 Die Puffer von beiden Seiten goldbraun braten, kurz auf Küchenpapier abtropfen lassen und heiß servieren.

GEMÜSEPFANNE

250 g Gemüsemischung (etwa Romanesco, Brokkoli, Pastinaken, weiße Rüben, Champignons) | ½ Zwiebel | ½ Knoblauchzehe | Salz | 1 TL Olivenöl | Pfeffer | geriebene Muskatnuss | ½ Tasse Gemüsebrühe | 50 g Bergkäse | 1 EL gehackte Petersilie

Für 1 Person
Pro Portion 352 kcal, 27 g F, 10 g KH, 16 g E

1 Gemüse putzen, waschen und je nach Sorte schälen. In mundgerechte Stücke beziehungsweise in Röschen teilen. Zwiebel und Knoblauch schälen und fein würfeln.
2 Das Gemüse in einem Topf knapp mit Salzwasser bedecken und ca. 5 Minuten bissfest garen. Dann abgießen.
3 In einer großen Pfanne das Olivenöl erhitzen. Zwiebel und Knoblauch darin anschwitzen. Gemüse zugeben. Mit Salz, Pfeffer und geriebener Muskatnuss würzen.
4 Brühe angießen und alles nochmals 8 Minuten dünsten. Bergkäse auflegen und 3 – 5 Minuten zerlaufen lassen. Mit Petersilie bestreuen.

TIPP

GEMÜSEVIELFALT

Für die Gemüsepfanne eignen sich alle »grünen« Gemüsesorten in den Innenklappen.

CAMEMBERT MIT BÄRLAUCH-VINAIGRETTE

1 runder Camembert (125 g) | 1 kleine rote Zwiebel | 1 EL Apfelessig | 1 EL Zitronensaft | 1 TL scharfer Senf | Salz | schwarzer Pfeffer | 1 EL Rapsöl | 1 TL Leinöl | 3 Bärlauchblätter

Für 1 Person
Pro Portion 422 kcal, 32 g F, 3 g KH, 30 g E

1 Den Camembert in Scheiben schneiden und auf einem Teller anrichten. Die Zwiebel schälen, halbieren und in dünne Ringe schneiden, über den Camembert streuen.

2 Essig und Zitronensaft mit Senf, Salz, Pfeffer sowie Raps- und Leinöl verrühren. Bärlauchblätter waschen und trocken schütteln, in sehr feine Streifen schneiden und unter die Vinaigrette mischen. Die Vinaigrette über dem Käse verteilen und 10 Minuten ziehen lassen.

PIZZA RUSTICA

2 Eier | 45 g Roggen-Vollkornmehl | 40 g Einkorn-Vollkornmehl | 45 g feine Haferkleie | 15 g Ballaststoffpulver | ½ Päckchen Backpulver | 125 g Magerquark (0,1 % Fett) | 2 EL Tomatenmark | 1 EL Kapern | 1 EL Sardellen | 2 EL entsteinte, in Ringe geschnittene Oliven | 50 g geriebener Gouda
Außerdem: rundes Pizzablech

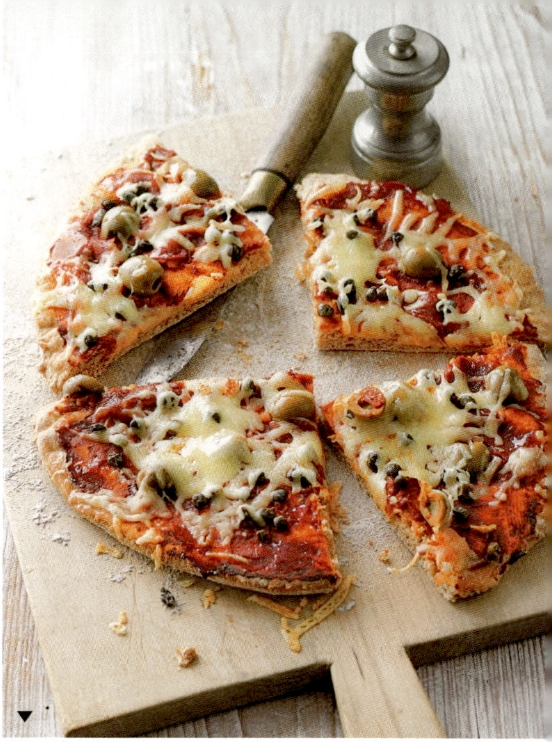

Für 4 Personen
Pro Portion 270 kcal, 12 g F, 23 g KH, 17 g E

1 Backofen auf 180 °C vorheizen.

2 Eier trennen. Roggen- und Einkorn-Vollkornmehl, Haferkleie, Ballaststoffpulver, Backpulver, Eigelb und Magerquark mit 120 ml Wasser zu einem geschmeidigen Teig kneten.

3 Das Eiweiß zu steifem Schnee schlagen und unter den Teig heben. Den Teig dünn auf das mit Backpapier ausgelegte Pizzablech streichen. Im heißen Ofen 10 Minuten vorbacken.

4 Das Pizzablech aus dem Ofen nehmen und den Teig mit Tomatenmark bestreichen. Mit Kapern, Sardellen und Oliven belegen. Den Gouda darüberstreuen. Die Pizza nochmals in den Ofen schieben und in etwa 10 Minuten fertig backen.

AUBERGINEN-CARPACCIO MIT KÄSECREME

100 g Auberginen | Salz | schwarzer Pfeffer | 2 EL Olivenöl | 2 Eiertomaten | 1 EL Aceto balsamico | 2 EL Crème fraîche | 1 EL Milch | 1 TL scharfer Senf | 2 EL geriebener Pecorino oder Parmesan | 1 kleine Handvoll Rucola

Für 1 Person
Pro Portion 394 kcal, 36 g F, 9 g KH, 8 g E

1 Auberginen waschen, vom Stielansatz befreien und in ½ cm dicke Scheiben schneiden. Mit Salz und Pfeffer würzen. Das Öl in einer großen beschichteten Pfanne erhitzen und die Auberginenscheiben darin auf beiden Seiten in etwa 5 Minuten goldbraun braten. Dann auf Küchenpapier abtropfen lassen.

2 Die Tomaten waschen, quer in dünne Scheiben schneiden. Die Auberginen- und Tomatenscheiben dachziegelartig auf einem Teller anrichten, mit Salz, Pfeffer und Essig würzen.

3 Crème fraîche und Milch mit Senf und Pecorino oder Parmesan glatt rühren, salzen und pfeffern. Die Käsecreme auf den Auberginen- und Tomatenscheiben verteilen.

4 Den Rucola waschen, trocken schütteln und grobe Stängel entfernen. Die Blätter über das Carpaccio streuen und servieren.

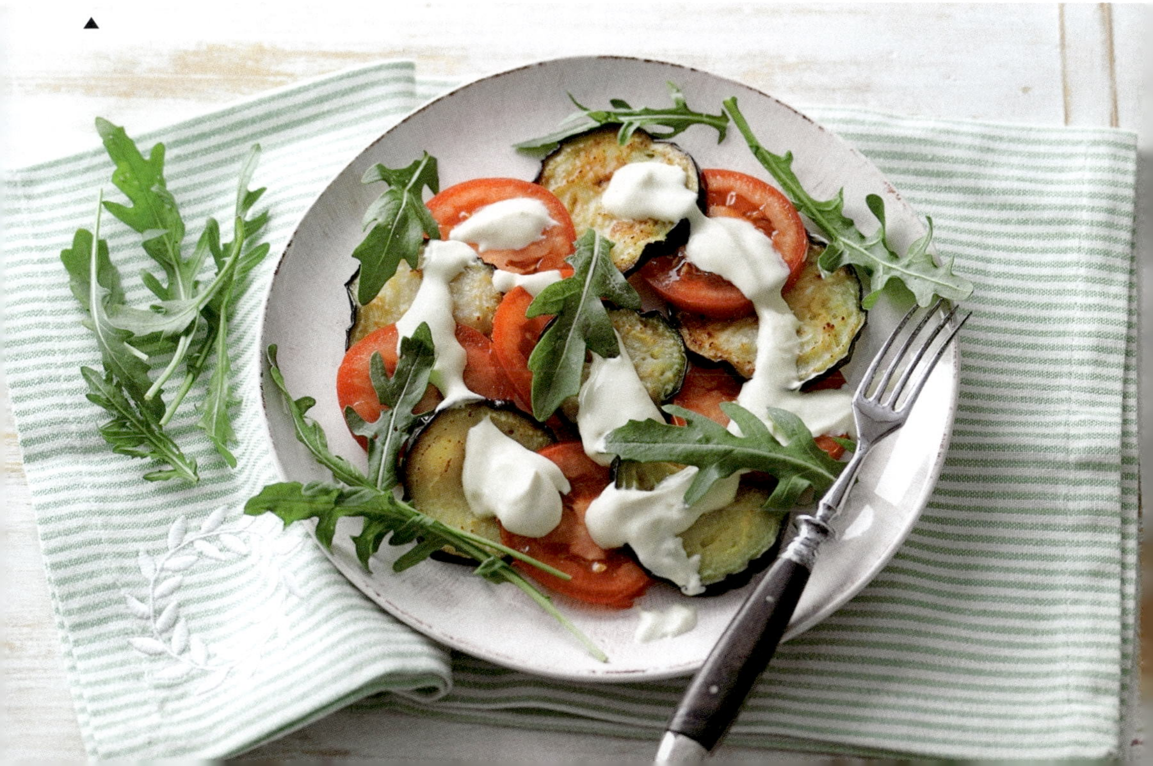

LACHSSTEAK MIT BROKKOLI

Saft von ½ Zitrone | 1 TL Olivenöl | 200 g Lachssteak | 250 g Brokkoli | 10 g Butter | Salz | Schnittlauch | glatte Petersilie | 1 Scheibe Zitrone

Für 1 Person
Pro Portion 420 kcal, 24 g F, 6 g KH, 44 g E

1 Zitronensaft und Olivenöl verrühren. Das Lachssteak 20 Minuten darin marinieren. Währenddessen den Brokkoli putzen, waschen und in Röschen teilen.

2 Die Butter in einer Pfanne erhitzen, den Lachs aus der Marinade nehmen und bei kleiner Hitze von beiden Seiten jeweils etwa 5 – 8 Minuten braten. Die restliche Marinade über den Fisch gießen und noch kurz weiterdünsten. Mit Salz abschmecken.

3 In der Zwischenzeit die Brokkoliröschen in reichlich kochendem Salzwasser 5 – 10 Minuten bissfest garen.

4 Lachs und Brokkoli auf einen vorgewärmten Teller geben. Mit der Bratensauce beträufeln und mit Schnittlauch, Petersilie und der Zitronenscheibe garnieren.

VARIANTE

Statt des Lachssteaks können Sie auch ein Thunfisch- oder Schwertfischsteak braten.

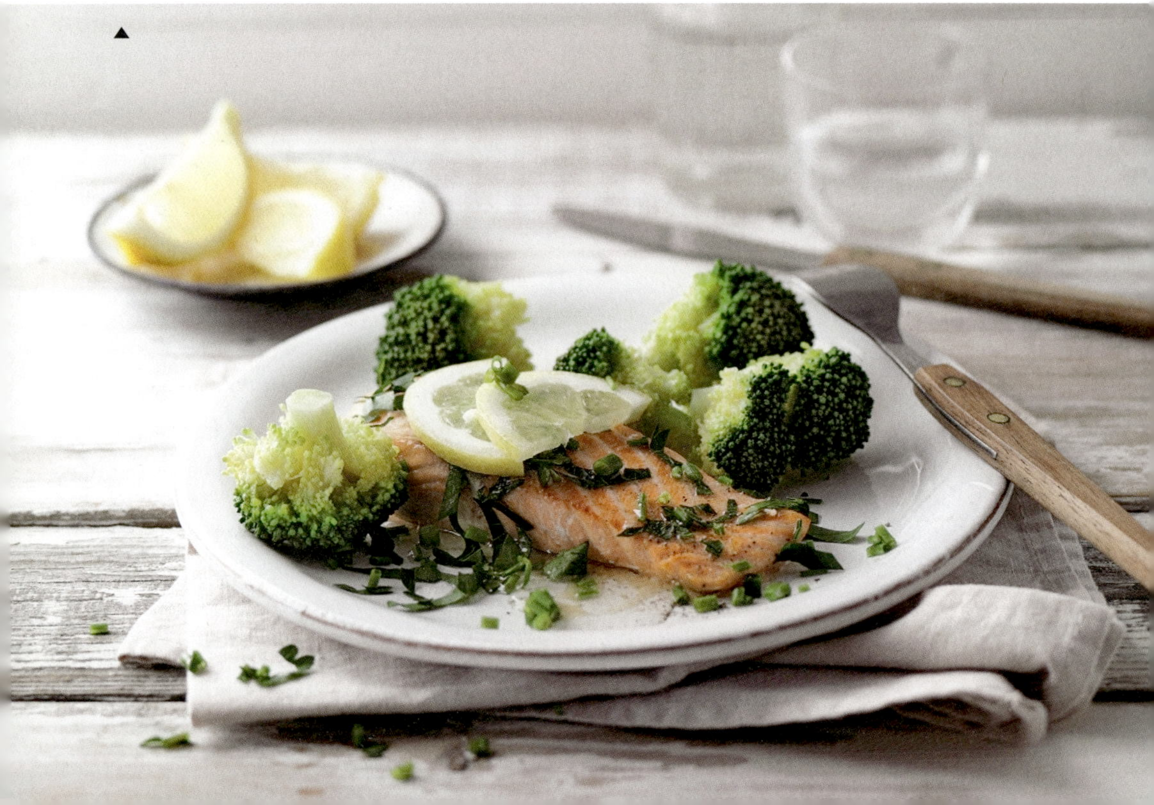

ROTBARSCHFILET MIT PESTO-HAUBE

½ TL Zitronensaft | 2 TL Olivenöl | Salz | Pfeffer | 100 g Rotbarschfilet | ½ Bund Basilikum | 1 TL Pinienkerne oder Mandeln | 5 g Parmesan am Stück | ½ Möhre | ½ kleiner Zucchino | ½ kleine Zwiebel | ½ TL Butter | 15 ml Gemüsebrühe | 50 g saure Sahne | Kräutersalz | ½ TL Ölmischung ▸ **siehe Tipp, Seite 93**

Für 1 Person
Pro Portion 374 kcal, 30 g F, 4 g KH, 22 g E

1 Den Backofen auf 200 °C vorheizen.

2 In einem Schälchen Zitronensaft, 1 TL Olivenöl, Salz und Pfeffer verrühren. Das Fischfilet kalt abbrausen, trocken tupfen und mit der Marinade bepinseln. Den Fisch in eine feuerfeste Auflaufform legen.

3 Für das Pesto Basilikum waschen und trocken schleudern. Die Blättchen abzupfen und fein schneiden. Pinienkerne beziehungsweise Mandeln mahlen, Parmesan reiben. Beides mit 1 TL Olivenöl und dem gehackten Basilikum verrühren. Das Pesto auf das Fischfilet streichen. Im heißen Ofen 15 Minuten garen.

4 Währenddessen die Möhre putzen und schälen, den Zucchino putzen und waschen. Beides der Länge nach in dünne Streifen scheiden. Die Zwiebel schälen und fein würfeln.

5 In einer beschichteten Pfanne die Butter erhitzen. Die Zwiebelwürfelchen und Möhrenstreifen unter Rühren kurz darin anschwitzen. Mit Gemüsebrühe ablöschen. Nach 3 Minuten die Zucchinistreifen zufügen und alles auf kleiner Flamme weitere 3 Minuten bissfest dünsten. Zum Schluss die saure Sahne untermischen und alles mit 1 Prise Kräutersalz abschmecken.

6 Gemüse und Fisch mit der Ölmischung beträufeln und sofort servieren.

FISH AND CHIPS

20 g gemahlene Mandeln | 1 TL feine Haferkleie | 1 TL Backpulver | Salz | Pfeffer | 40 ml Diät-Pils | 1 Ei | 1 Pastinake | 1 Kabeljaufilet | Kokosöl zum Frittieren
Außerdem: Fritteuse

Für 1 Person
Pro Portion 270 kcal, 13 g F, 6 g KH, 29 g E

1 Den Backofen auf 250 °C vorheizen.

2 Für den Bierteig gemahlene Mandeln, Haferkleie, Backpulver sowie je 1 Prise Salz und Pfeffer mit Diät-Pils und Ei verrühren. 15 Minuten bei Zimmertemperatur ruhen lassen.

3 Die Pastinake abbürsten und abtrocknen. Erst in dicke Scheiben, dann in Stifte schneiden.

4 Kokosöl in der Fritteuse auf 175 °C erhitzen. Pastinaken-Pommes im heißen Öl 3 Minuten vorfrittieren. Auf Küchenkrepp abtropfen lassen.

5 Kabeljaufilet in den Bierteig tunken. In der heißen Fritteuse goldgelb ausbacken. Im heißen Ofen ca. 10 Minuten fertig garen. Währenddessen die Pastinaken-Pommes nochmals etwa 3 Minuten goldbraun frittieren.

ASIATISCHE HACKFLEISCH-PFANNE

250 g Lauch | 50 g Sojasprossen | 2 EL Rapsöl | 250 g gemischtes Hackfleisch | 2 EL Sesamöl | 3 EL Sojasauce | 1 EL Teriyakisauce

Für 1 Person
Pro Portion 577 kcal, 48 g F, 5 g KH, 31 g E

1 Den Lauch putzen, waschen und in feine Ringe schneiden. Die Sojasprossen kalt abbrausen und abtropfen lassen.

2 Das Rapsöl in einer Pfanne erhitzen. Das Hackfleisch darin unter Rühren krümelig braten. Lauch und Sprossen zugeben, Deckel auflegen und alles 3 – 5 Minuten bissfest dünsten. Dabei gelegentlich umrühren. Am Ende der Garzeit Sesamöl, Soja- und Teriyakisauce unterrühren.

VARIANTE

Anstelle von Hackfleisch können Sie auch Fisch oder Krabben verwenden. Braten Sie diese wie das Hackfleisch vorher an.

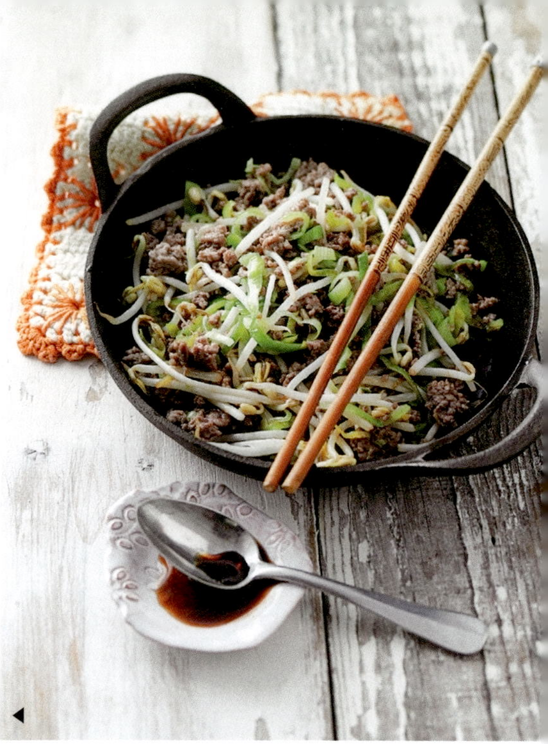

RUMPSTEAK MIT OFEN-PASTINAKEN

300 g Pastinaken | 1 EL Olivenöl | 1 EL Rapsöl | 200 g Rumpsteak | 50 g Sahne | Salz | Pfeffer | 2 EL geschälte Hanfnüsse | 50 g geriebener Bergkäse

Für 1 Person
Pro Portion 938 kcal, 63 g F, 9 g KH, 83 g E

1 Backofen auf 200 °C vorheizen.

2 Pastinaken unter fließendem Wasser abbürsten, der Länge nach halbieren und auf ein Backblech legen. Mit Olivenöl bestreichen und im heißen Ofen 30 – 40 Minuten backen.

3 In einer Pfanne das Rapsöl erhitzen. Das Rumpsteak darin bis zum gewünschten Grad braten, herausnehmen und warm stellen.

4 Sahne angießen, mit Salz und Pfeffer würzen. Hanfnüsse in einer weiteren Pfanne ohne Öl rösten und ebenfalls in die Sauce geben.

5 Die Pastinaken aus dem Ofen holen und mit dem Rumpsteak auf einem Teller anrichten. Mit Sauce beträufeln und alles mit Käse bestreuen.

SPÄTZLE MIT RAGOUT

1 kleine Zwiebel | 1 Knoblauchzehe | 3 EL Olivenöl | 15 g Butter | 1 TL Paprikapulver edelsüß | ½ TL getrockneter Oregano | 200 g gemischtes Hackfleisch | 250 ml Hühnerbrühe | ½ TL Senf | Salz | Pfeffer | 30 g Quark (40 % Fett) | 1 großes Ei | 20 g feine Haferkleie | 15 g Einkorn-Vollkornmehl | geriebene Muskatnuss

Außerdem: Spätzlehobel

Für 1 Person

Pro Portion 1400 kcal, 115 g F, 32 g KH, 75 g E

1 Zwiebel und Knoblauch schälen und würfeln. Im heißen Öl glasig dünsten. Butter, Paprikapulver, Oregano und Hackfleisch zufügen und alles krümelig braten. Hühnerbrühe angießen. Etwa 10 Minuten sanft garen. Mit Senf, Salz und Pfeffer abschmecken.

2 Quark, Ei, Haferkleie und Einkorn-Vollkornmehl zu einem geschmeidigen Teig rühren. Mit Salz und geriebener Muskatnuss würzen.

3 In einem großen Topf reichlich Wasser zum Kochen bringen. Den Teig mit einem Spätzlehobel portionsweise ins kochende Wasser schaben und 10 Minuten im wallenden Wasser ziehen lassen.

4 Abgießen und mit dem Ragout servieren.

VARIANTE

Für einen nussigeren Geschmack der Spätzle ersetzen Sie die Hälfte der Haferkleie durch sehr fein zerstoßene Walnüsse.

ASIA-PFANNE MIT SOJA-NUDELN

40 g Soja-Spaghetti (Reformhaus) | Salz | 100 g Brokkoliröschen | 2 TL dunkles Sesamöl | 1 kleine rote Paprika | 100 g Bambussprossen (Dose) | 50 g Mungobohnensprossen | 1 haselnussgroßes Stück Ingwer | 1 EL Öl | 2 EL Sojasauce (Tamari; Reformhaus) | 1 EL Chilisauce | 3 – 4 Zweige Koriandergrün | 1 EL gehackte Erdnusskerne

Für 1 Person

Pro Portion 491 kcal, 29 g F, 26 g KH, 33 g E

1 Die Nudeln in kochendem Salzwasser etwa 5 Minuten garen. Inzwischen den Brokkoli waschen, in kleine Röschen teilen und dazugeben. 1 Minute mitkochen. Alles abgießen und abtropfen lassen. Mit dem Sesamöl vermischen.

2 Die Paprika waschen, putzen und entkernen. Die Bambussprossen abtropfen lassen. Beides getrennt in Streifen schneiden. Mungobohnensprossen abbrausen und abtropfen lassen. Den Ingwer schälen und sehr fein würfeln.

3 Das Öl in einem Wok oder einer großen Pfanne erhitzen. Ingwer, Paprika und Bambussprossen darin unter Rühren 2 – 3 Minuten braten. Nudeln, Brokkoli und Mungobohnensprossen zugeben und weitere 2 – 3 Minuten pfannenrühren. Alles mit Sojasauce, Chilisauce und Salz würzen. Koriandergrün waschen, trocken schütteln, die Blättchen abzupfen und mit den Erdnüssen über das Gemüse streuen.

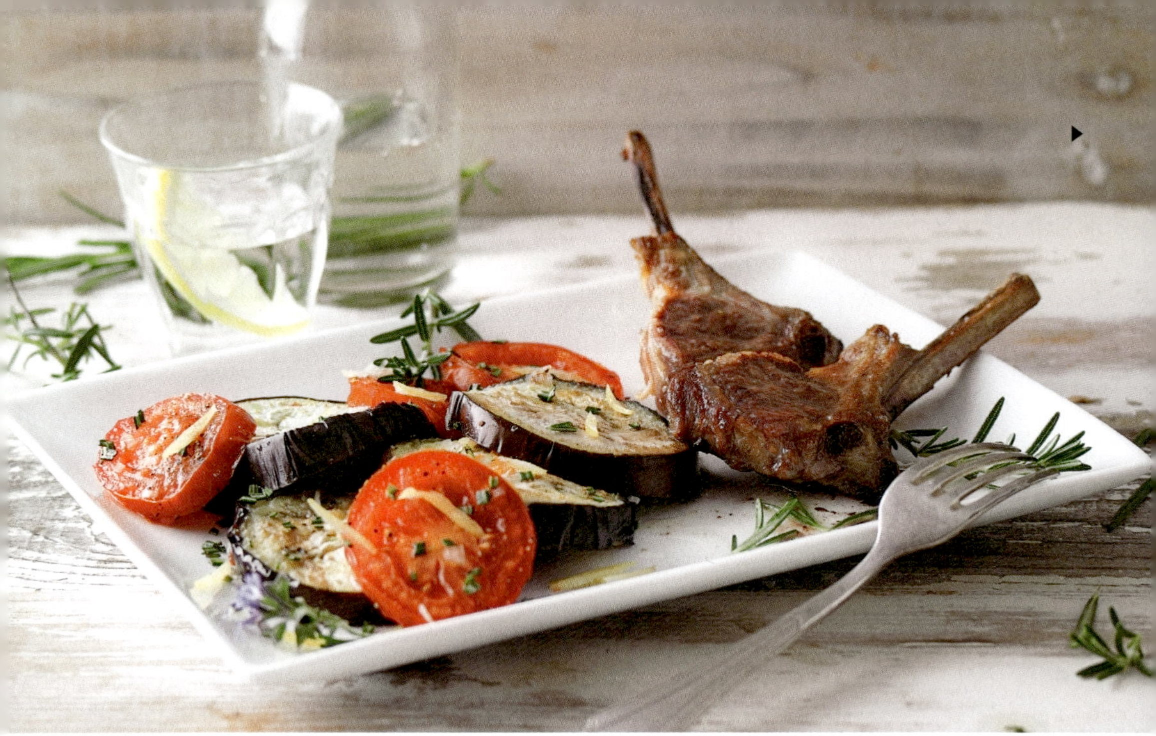

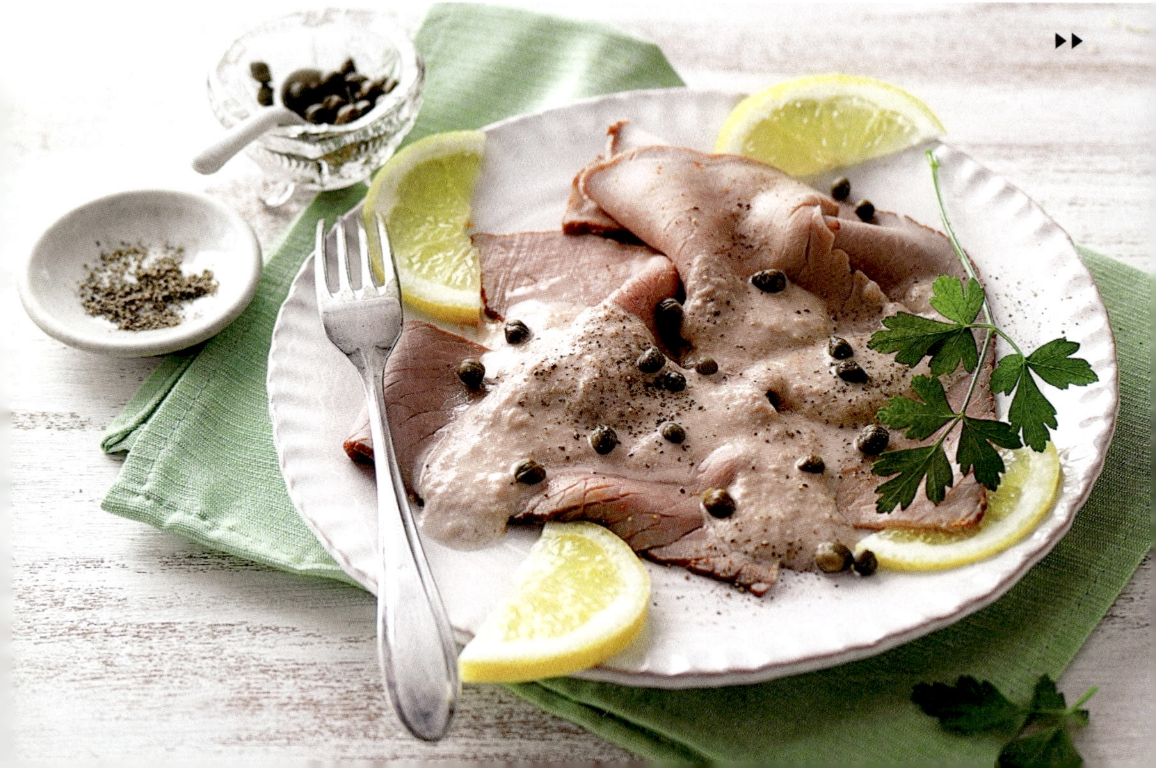

LAMMKOTELETTS MIT AUBERGINE

150 g Auberginen | Salz | 2 Tomaten | ½ Knoblauchzehe | ein kleines Stück Schale einer unbehandelten Zitrone | ½ EL Olivenöl | ½ Zweig Rosmarin | 2 dünne Lammkoteletts | Pfeffer | ½ TL Kräuter der Provence

Für 1 Person
Pro Portion 625 kcal, 39 g F, 14 g KH, 55 g E

1 Auberginen waschen; den Stielansatz abschneiden. In einem Topf reichlich Salzwasser zum Kochen bringen. Die Auberginen darin ca. 20 Minuten garen. Abtropfen und abkühlen lassen, dann in dicke Scheiben schneiden.

2 Tomaten waschen und in Scheiben schneiden; dabei den Stielansatz herausschneiden. Knoblauchzehe schälen und fein würfeln. Zitronenschale in feine Streifen schneiden.

3 Olivenöl mit dem Rosmarin in einer Pfanne erhitzen. Die Lammkoteletts darin auf jeder Seite etwa 2 Minuten braten, mit Salz und Pfeffer würzen, herausnehmen und warm stellen.

4 Auberginen- und Tomatenscheiben mit Knoblauch, Zitronenschale, Kräutern der Provence und etwas Wasser in die Pfanne geben. Einmal aufkochen, Gemüsescheiben wenden und nochmals kurz dünsten. Anschließend alles mit Salz und Pfeffer abschmecken.

5 Den Rosmarinzweig entfernen und das Auberginengemüse mit den Lammkoteletts auf einem Teller anrichten.

VITELLO TONNATO

Salz | 60 ml Weißwein | ½ Bund Suppengrün | 250 g magerer Kalbsbraten | 1 Eigelb | 4 EL Ölmischung ▸ **siehe Tipp, Seite 93** | Saft von 1 Zitrone | ½ Dose Thunfisch im eigenen Saft | 1 Anchovisfilet | Pfeffer aus der Mühle | 10 g Kapern

Für 1 Person
Pro Portion 1300 kcal, 110 g F, 5 g KH, 71 g E

1 In einem Topf ca. 1 l leicht gesalzenes Wasser und Weißwein mischen. Suppengrün grob zerkleinern und mit dem Kalbsbraten in den Topf geben. Langsam zum Kochen bringen. Hitze reduzieren und das Fleisch etwa 1 ½ Stunden ziehen lassen. Im Weinsud abkühlen lassen.

2 Für die Sauce das Eigelb leicht verquirlen. Unter ständigem Rühren die Ölmischung in einem dünnen Strahl dazugeben, bis die Sauce bindet. Dabei nach und nach auch den Zitronensaft zufügen.

3 Den Thunfisch abgießen und mit der Gabel zerpflücken. Das Anchovisfilet würfeln. Mit Thunfisch und etwas Sauce vermengen. Die Masse durch ein Sieb streichen und mit der restlichen Sauce verrühren. Eventuell noch mit etwas Salz abschmecken.

4 Das abgekühlte Fleisch in sehr dünne Scheiben schneiden und auf einem Teller anrichten. Die Sauce darüber verteilen. Pfeffer darübermahlen und mit Kapern bestreuen.

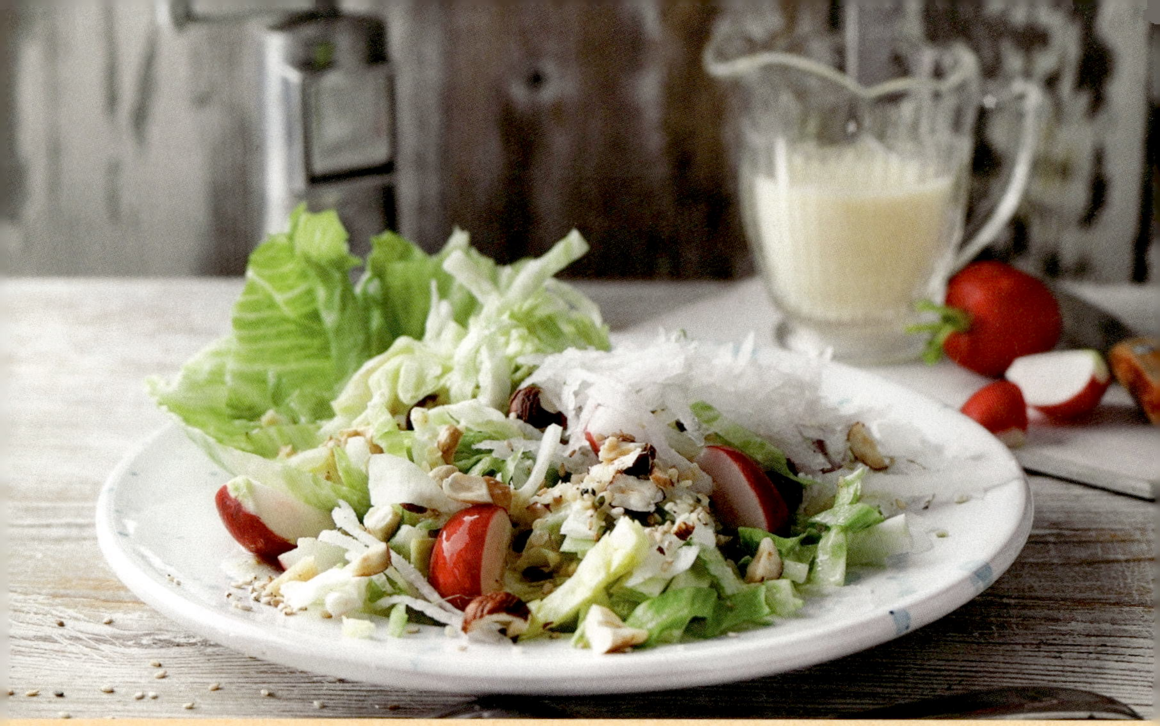

ABENDESSEN: DIE ZUCKERSPEICHER LEEREN

Von allen Mahlzeiten hat das Abendessen den größten Einfluss auf die Konzentration des Blutzuckers. Denn wenn Sie abends zu viele Kohlenhydrate zu sich nehmen, haben Sie keine Gelegenheit mehr, das Zuviel durch Sport und Bewegung wieder auszugleichen. Deshalb sollten Sie Wert auf ein besonders kohlenhydratarmes Abendessen legen. Zusätzlich schaltet der Körper nur dann auf die Bildung von Ketonkörpern um, wenn die Zuckerspeicher leer sind ▸ **siehe Seite 66**. Die Ketonkörperproduktion ist somit ein sicheres Zeichen, dass im Körper Verbrennung stattfindet und keine Vergärung. In diesem Fall muss die Bauchspeicheldrüse auch kein Insulin mehr produzieren, wodurch die Bildung von anderen Hormonen, etwa Wachstumshormon, in der Nacht erhöht wird. Dies fördert den gesunden Schlaf und die Regeneration.

BUNTER SALAT MIT NÜSSEN

½ Bund Radieschen | ½ weißer oder roter Rettich | ¼ Eisbergsalat | 2 EL Laktatdrink | 1 TL Zitronensaft | ½ TL Senf | 1 TL Ölmischung ▸ **siehe Tipp, Seite 93** | 1 Prise Hefestreuwürze | ½ TL Sesamsamen | je ½ TL gehackte Walnuss- und Cashewnusskerne | ½ TL geschälte Hanfnüsse

Für 1 Person
Pro Portion 105 kcal, 8 g F, 4 g KH, 4 g E

1 Radieschen putzen, waschen und vierteln. Rettich schälen und auf der Gemüsereibe grob raffeln. Eisbergsalat verlesen, waschen, trocken schleudern und in Streifen schneiden.

2 Für das Dressing den Laktatdrink mit Zitronensaft, Senf, Ölmischung und der Hefestreuwürze verrühren.

3 Radieschen, Rettich und Eisbergsalat gründlich mit dem Dressing vermischen. Sesamsamen, gehackte Walnüsse und Cashewkerne sowie geschälte Hanfnüsse darüberstreuen. Vor dem Servieren rund zehn Minuten bei Zimmertemperatur durchziehen lassen.

TIPP

NOCH NUSSIGER

Wenn Sie die Nüsse ohne Fett in einer Pfanne anrösten, wird ihr Aroma noch intensiver.

KOPFSALAT MIT KRÄUTER-VINAIGRETTE

½ kleiner Kopfsalat | ¼ Gurke | 1 mittelgroße Tomate | ½ rote Paprika | 75 g Laktatdrink | 2 EL Zitronensaft | ½ TL Ölmischung ▸ **siehe Tipp, Seite 93** | Salz | Pfeffer | 2 EL gehackte Kräutermischung (z. B. Petersilie, Schnittlauch, Dill, Thymian) | 30 g Räucherlachs | 2 EL Kressesprossen

Für 1 Person
Pro Portion 145 kcal, 8 g F, 7 g KH, 9 g E

1 Kopfsalat verlesen, waschen, trocken schleudern und in mundgerechte Stücke zupfen. Gurke schälen (Biogurke nur waschen), Tomate waschen. Beides in Scheiben schneiden, dabei den Stielansatz der Tomate herausschneiden. Paprika waschen, putzen und in Streifen schneiden.

2 Für das Dressing den Laktatdrink mit Zitronensaft und Ölmischung verrühren. Mit Salz, Pfeffer und gehackten Kräutern verfeinern.

3 Salatblätter, Gurke, Tomaten und Paprika mit dem Dressing vermischen. Den Räucherlachs in Streifen schneiden und den Salat damit garnieren. Die Kressesprossen darüberstreuen.

VARIANTE

Statt Räucherlachs können Sie auch Puten- oder Hähnchenbrust braten und in Streifen geschnitten zum Salat reichen. Für eine vegetarische Variante braten Sie zum Beispiel Basilikumtofu-Würfel an.

TOMATENSALAT MIT SCHAFSKÄSE

2 Tomaten | ½ kleine Zwiebel | 4 schwarze Oliven ohne Stein | 1 TL Aceto Balsamico | 1 TL Olivenöl | 1 TL Ölmischung ▸ **siehe Tipp, Seite 93** | Salz | Pfeffer | 1 TL Kräuter der Provence | 30 g Schafskäse | etwas Basilikum

Für 1 Person
Pro Portion 170 kcal, 16 g F, 3 g KH, 5 g E

1 Tomaten waschen und in dünne Scheiben schneiden; dabei den Stielansatz herausschneiden. Zwiebel schälen und feinblättrig schneiden. Die entsteinten Oliven halbieren.

2 Tomaten- und Zwiebelscheiben dekorativ auf einem Teller anrichten und mit den halbierten Oliven garnieren.

3 Aus Aceto Balsamico, Olivenöl, Ölmischung, Salz, Pfeffer und Kräutern der Provence ein feinwürziges Dressing rühren. Gleichmäßig über den Tomatensalat träufeln.

4 Den Schafskäse zerbröckeln und über den Tomatensalat streuen. Basilikumblätter zerzupfen und den Salat damit garnieren.

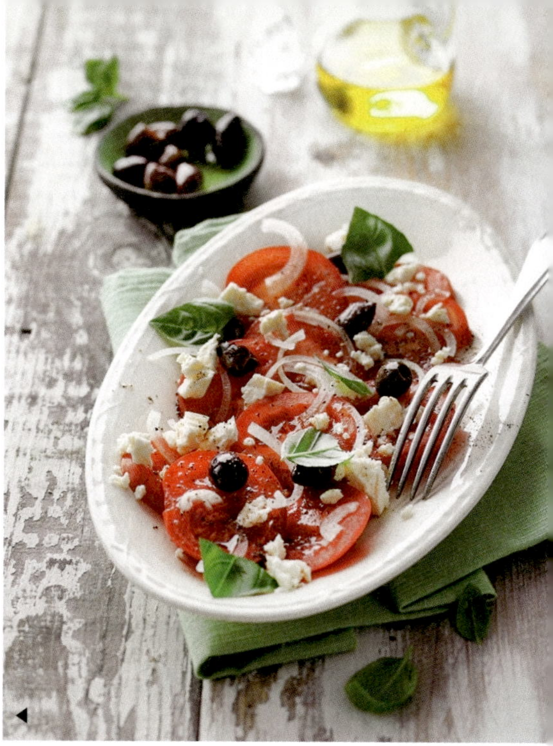

FRISCHKOSTSALAT

1 Kohlrabi | 40 ml Laktatdrink | 1 EL Mayonnaise | 1 EL Ölmischung ▸ **siehe Tipp, Seite 93** | 1 EL Zitronensaft | Salz | Pfeffer | Isomaltulose | Ingwerpulver

Für 1 Person
Pro Portion 240 kcal, 23 g F, 5 g KH, 3 g E

1 Den Kohlrabi putzen und schälen. Dabei ein paar kleine Blätter als Dekoration aufheben. Die Knolle anschließend auf einer Gemüsereibe grob raffeln.

2 Für das Dressing Laktatdrink, Mayonnaise, Ölmischung und Zitronensaft verrühren. Mit Salz und Pfeffer sowie je einer Prise Isomaltulose und Ingwerpulver würzen.

3 Den geraspelten Kohlrabi unter das Mayonnaise-Dressing mischen. Den Rohkostsalat auf einem Teller anrichten und mit den fein gehackten Kohlrabiblättchen garnieren.

EISBERGSALAT MIT RÄUCHERLACHS

50 g Eisbergsalat | 1 TL Obstessig | 1 TL Ölmischung ▸ **siehe Tipp, Seite 93** | 1 TL Tafelmeerrettich | 1 TL gewürfeltes Zitronenfruchtfleisch | ½ TL gehackter Estragon | 1 TL geschälte Hanfnüsse | 100 g Räucherlachs (alternativ: sehr frischer Lachs in Sushi-Qualität)

Für 1 Person
Pro Portion 265 kcal, 18 g F, 2 g KH, 23 g E

1 Den Eisbergsalat verlesen, waschen, trocken schleudern und in Streifen schneiden.

2 Für das Dressing Obstessig, 1 EL Wasser, Ölmischung und Tafelmeerrettich verrühren. Das gewürfelte Zitronenfruchtfleisch und den gehackten Estragon untermischen.

3 Eisbergsalat mit dem Dressing mischen und mit geschälten Hanfnüssen bestreuen. Mit dem Räucherlachs servieren. Wenn Sie frischen Lachs verwenden, diesen in mundgerechte Streifen schneiden und dann auf dem Salat anrichten.

FELDSALAT MIT ZIEGENKÄSE

50 g Feldsalat | 30 g Champignons | 1 TL geschälte Hanfnüsse | 1 EL Laktatdrink | 1 TL Sahne | 2 TL Ölmischung ▸ **siehe Tipp, Seite 93** | ½ TL Zitronensaft | ½ Knoblauchzehe | Salz | 1 EL gehackte Kräuter (z. B. Petersilie, Schnittlauch) | 100 g Ziegenfrischkäse

Für 1 Person
Pro Portion 640 kcal, 51 g F, 2 g KH, 46 g E

1 Feldsalat verlesen, gründlich waschen und trocken schleudern. Champignons mit einem Küchentuch abreiben und feinblättrig aufschneiden. Hanfnüsse in einer Pfanne ohne Öl anrösten, bis sie duften.

2 Laktatdrink, Sahne, Ölmischung und Zitronensaft in einem Schüsselchen verrühren. Knoblauch schälen und dazupressen. Mit Salz und Kräutern verfeinern.

3 Feldsalat und Champignons auf einem Teller anrichten. Das Dressing darüberträufeln und alles mit gerösteten Hanfnüssen bestreuen. Den Ziegenfrischkäse in Scheiben schneiden und auf dem Salat verteilen.

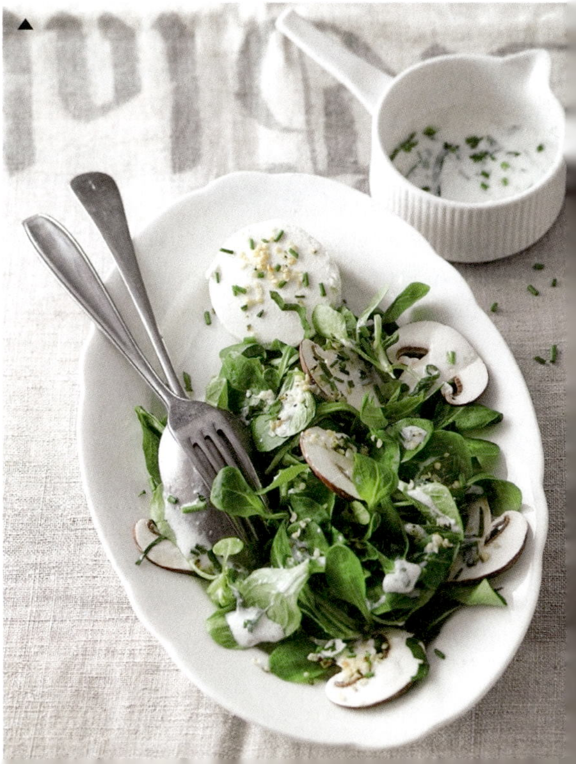

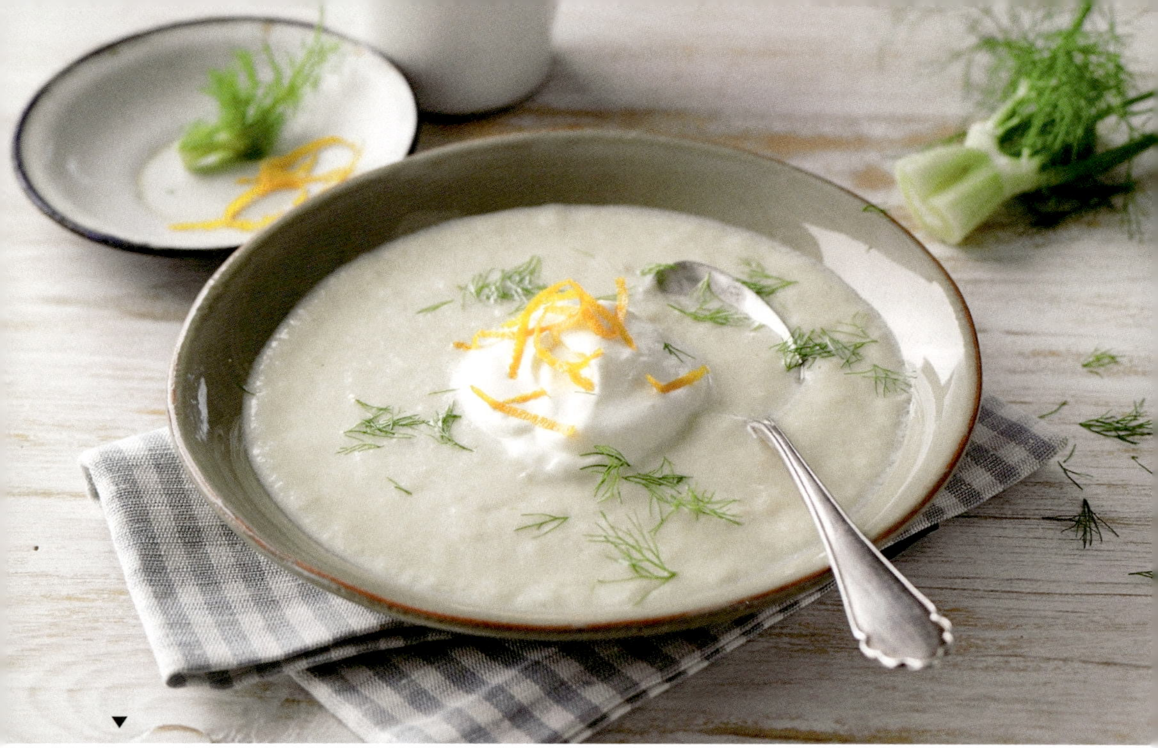

FENCHELCREMESUPPE

1 kleine Fenchelknolle | 1/8 l Gemüsebrühe | 2 EL trockener Weißwein oder Zitronensaft | 1 TL Butter | 1/2 TL Ölmischung ▸ **siehe Tipp, Seite 93** | gemahlener Koriander | Pfeffer | 2 EL frisch gepresster Orangensaft | 2 EL Sahne | 1/2 TL fein geschnittene Schale von einer unbehandelten Orange

Für 1 Person
Pro Portion 220 kcal, 15 g F, 6 g KH, 4 g E

1 Die Fenchelknolle putzen, waschen und in feine Scheiben hobeln. Etwas Fenchelgrün für die Garnitur zur Seite legen.

2 In einem kleinen Topf die Gemüsebrühe mit dem Weißwein beziehungsweise dem Zitronensaft zum Kochen bringen. Den gehobelten Fenchel zufügen und bei mäßiger Hitze 10 – 15 Minuten weich dünsten. Mit dem Pürierstab oder im Mixer kurz pürieren.

3 Die Suppe mit Butter, Ölmischung, gemahlenem Koriander, Pfeffer und Orangensaft verfeinern. In einen vorgewärmten tiefen Teller füllen.

4 Sahne steif schlagen und als Häubchen auf die Suppe setzen. Mit Orangenschale und Fenchelgrün garnieren.

VARIANTE

Setzen Sie auf die Sahnehäubchen noch Krönchen aus gerösteten Mandelblättchen.

BROKKOLISUPPE MIT EIERSTICH

2 kleine Brokkoli | 1 Frühlingszwiebel | 1 kleine Tomate | 1 TL Butter | ¼ l Gemüsebrühe | 2 EL gehackte Petersilie | 2 EL Sahne | geriebene Muskatnuss | Salz | weißer Pfeffer | 1 Ei | 1 TL Rapsöl | 1 EL Brokkolisprossen

Für 1 Person
Pro Portion 270 kcal, 23 g F, 6 g KH, 11 g E

1 Den Backofen auf 100 °C vorheizen.

2 Den Brokkoli putzen, waschen und in Röschen teilen. Die dicken Stiele klein schneiden. Frühlingszwiebel putzen, waschen und in feine Ringe schneiden. Tomate waschen und würfeln; dabei den Stielansatz herausschneiden.

3 Die Butter in einem kleinen Topf erhitzen und die Frühlingszwiebeln darin glasig dünsten. Brokkoli zugeben, mit Gemüsebrühe aufgießen und alles 20 Minuten auf kleiner Flamme köcheln. Sobald der Brokkoli weich ist, gehackte Petersilie und 1 EL Sahne einrühren. Mit dem Pürierstab oder im Mixer pürieren. Anschließend mit geriebener Muskatnuss, Salz und weißem Pfeffer würzen.

4 Für den Eierstich das Ei mit der verbliebenen Sahne sowie je 1 Prise geriebener Muskatnuss und Salz verquirlen. Eine kleine feuerfeste Auflaufform mit Rapsöl einpinseln und die Eimasse hineinfüllen. Im heißen Backofen in einer mit heißem Wasser gefüllten Fettpfanne etwa 45 Minuten stocken lassen, bis das Ei schnittfest ist.

5 Den Eierstich in mundgerechte Streifen schneiden und in einen vorgewärmten tiefen Teller geben. Mit Brokkolisuppe auffüllen und mit den vorbereiteten Tomatenwürfeln sowie den Brokkolisprossen garniert servieren.

ZUCCHINISUPPE MIT SPROSSEN

1 Zucchino | ½ kleine Möhre | 1 TL Sojamehl | 200 ml Hühnerbrühe | Salz | Pfeffer | 2 TL Tomatenmark | 3 EL Schmand | 20 g gemischte Sprossen

Für 1 Person
Pro Portion 170 kcal, 11 g F, 9 g KH, 8 g E

1 Den Zucchino waschen, putzen und auf der Gemüsereibe grob raffeln. Die Möhre schälen und fein raspeln.

2 Das Sojamehl in einem heißen Topf ohne Fett leicht anbräunen. Mit kalter Hühnerbrühe aufgießen und unter ständigem Rühren einmal aufkochen lassen.

3 Die Zucchiniraspel zugeben und 3 – 5 Minuten in der Brühe weich kochen. Mit Salz und Pfeffer pikant würzen.

4 Tomatenmark und Schmand zufügen und die Suppe mit dem Pürierstab oder im Mixer kurz pürieren. In einen vorgewärmten tiefen Teller geben. Kurz vor dem Servieren mit den Möhrenraspeln und gemischten Sprossen garnieren.

BLUMENKOHL-CURRY

250 g Blumenkohl | ½ kleine Zwiebel | 1 Knoblauchzehe | 3 dünne Scheiben Ingwer | 2 TL Butter | ½ TL Currypulver | 1 TL Kurkuma | ½ TL gemahlener Kreuzkümmel | Salz | Pfeffer | 40 ml saure Sahne | 40 g Crème fraîche | Isomaltulose | 1 EL gehackte Haselnüsse

Für 1 Person
Pro Portion 340 kcal, 31 g F, 8 g KH, 8 g E

1 Den Blumenkohl putzen, waschen und in Röschen teilen. Dicke Strunkteile zerkleinern. Die Zwiebel, den Knoblauch und den Ingwer schälen und fein würfeln.

2 Butter erhitzen. Die Zwiebel-, Knoblauch- und Ingwerwürfel darin anschwitzen. Blumenkohl, Currypulver, Kurkuma, Kreuzkümmel, Salz und Pfeffer zugeben. Eventuell noch etwas Wasser angießen.

3 Bei mittlerer Hitze etwa 10 Minuten dünsten, bis der Blumenkohl fast weich ist. Saure Sahne und Crème fraîche unterrühren. Mit etwas Isomaltulose abschmecken und mit den Nüssen bestreut servieren.

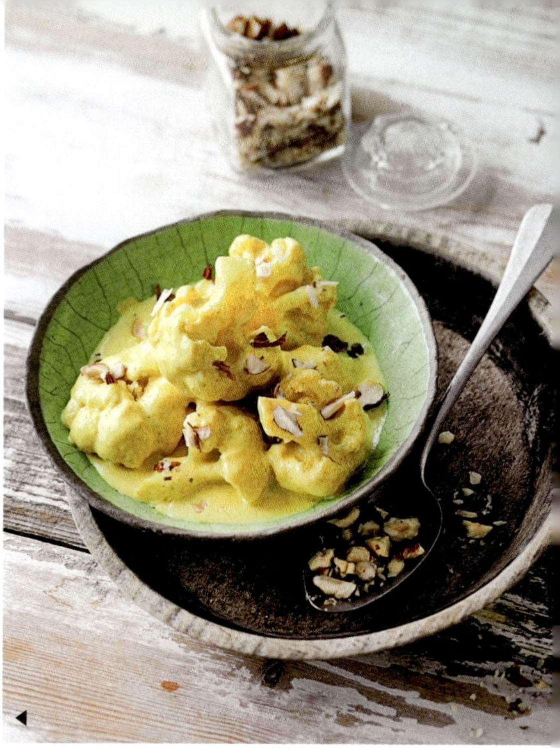

TOPINAMBUR-GRATIN

200 g Topinambur | 1 TL Butter | geriebene Muskatnuss | 50 ml Gemüsebrühe | 50 g Sahne | 1 Ei | ½ TL Kräutersalz | 15 g geschälte Hanfnüsse | 20 g geriebener Gouda

Für 1 Person
Pro Portion 415 kcal, 32 g F, 11 g KH, 20 g E

1 Backofen auf 180 °C vorheizen.

2 Topinambur gründlich unter fließendem Wasser abbürsten. Gut abtrocknen und in ca. 0,5 cm dünne Scheiben schneiden.

3 Eine kleine feuerfeste Auflaufform mit Butter fetten und mit geriebener Muskatnuss bestreuen. Topinamburscheiben dachziegelartig in die Auflaufform schichten.

4 Gemüsebrühe mit Sahne, Ei und Kräutersalz verrühren. Über die geschichteten Topinamburscheiben gießen.

5 Mit den Hanfnüssen und dem Gouda bestreuen und im heißen Ofen etwa 60 Minuten backen.

GEMÜSEPFANNE MIT HALLOUMI

1 Schalotte | 1 Knoblauchzehe | 125 g Zucchini | 1 kleine gelbe Paprikaschote | 1½ EL Olivenöl | ½ TL gemahlener Kreuzkümmel | Salz | schwarzer Pfeffer | 100 g gehackte Tomaten (Dose) | 1 EL scharfer Ajvar (Glas) | 125 g Halloumi (zyprischer Käse)
Außerdem: Grillpfanne

Für 1 Person
Pro Portion 616 kcal, 49 g F, 13 g KH, 32 g E

1 Schalotte und Knoblauch schälen und fein würfeln. Zucchini waschen, putzen und in dünne Scheiben schneiden. Paprika waschen, putzen, entkernen und in feine Streifen schneiden.

2 Schalotten und Knoblauch in einer Pfanne in 1 EL Öl glasig dünsten. Zucchini und Paprika 2–3 Minuten mitdünsten. Mit Kreuzkümmel, Salz und Pfeffer würzen.

3 Tomaten, 2 EL Wasser und Ajvar verrühren, unter das Gemüse mischen und alles bei milder Hitze 5 Minuten schmoren lassen.

4 Inzwischen den Halloumi in 1 cm dicke Scheiben schneiden. Eine Grillpfanne mit dem übrigen Öl einpinseln und stark erhitzen. Den Halloumi darin von beiden Seiten 2–3 Minuten goldbraun braten.

5 Das Gemüse mit Salz und Pfeffer abschmecken und mit dem Halloumi servieren.

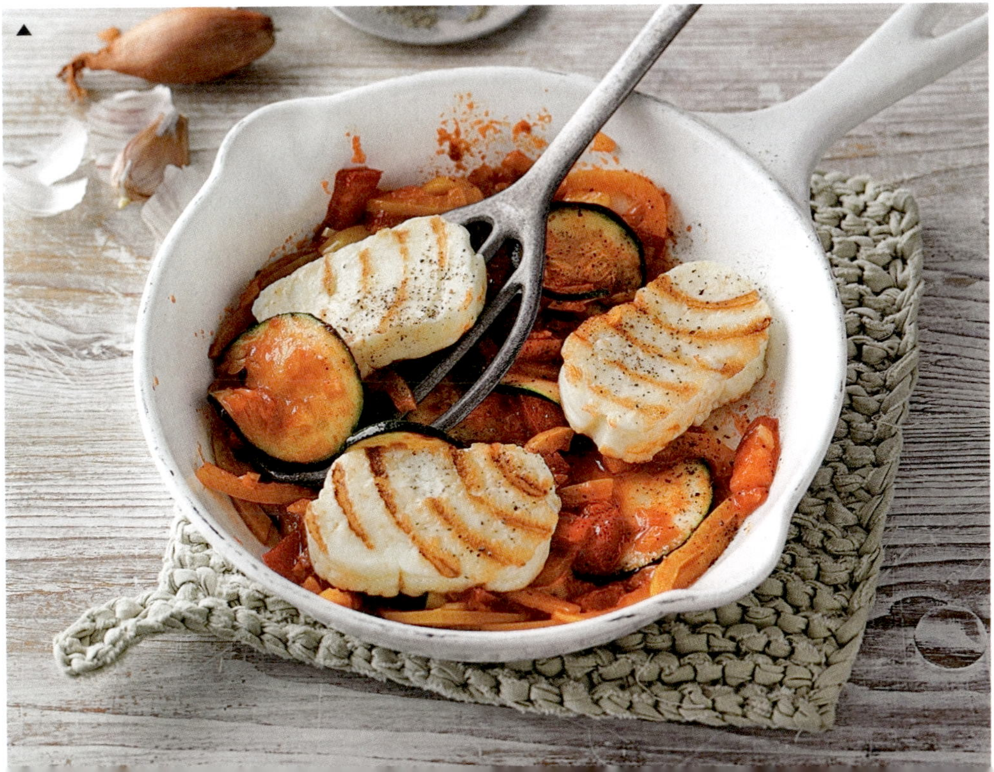

MAKRELE MIT JOGHURT-SAUCE

100 g frisches Makrelenfilet | 2 EL gehackte Kräuter (z. B. Petersilie, Schnittlauch, Dill, Kresse) | 1 EL Zitronensaft | Salz | 1 TL Rapsöl | 70 g Naturjoghurt | 50 g Laktatdrink

Für 1 Person

Pro Portion 290 kcal, 21 g F, 4 g KH, 22 g E

1 Das Makrelenfilet waschen. Die Hälfte der gehackten Kräuter auf der Fleischseite des Makrelenfilets verteilen. Das Filet aufrollen und mit einem Zahnstocher zusammenstecken. Mit Zitronensaft beträufeln und leicht salzen.

2 Das Rapsöl in einer Pfanne erhitzen und das Makrelenröllchen bei schwacher Hitze etwa 15 Minuten braten. Dabei gelegentlich wenden.

3 Für die Sauce den Naturjoghurt mit dem Laktatdrink und den restlichen gehackten Kräutern vermengen.

4 Das Makrelenröllchen auf einem Teller anrichten und mit der Kräuter-Joghurt-Sauce beträufeln. Möglichst heiß servieren.

ROTER HERINGSSALAT

1 Ei | 1 Matjeshering | 1 kleine Rote Bete (ungesüßt aus dem Glas oder vakuumverpackt) | 1 kleine Gewürzgurke | ½ Schalotte | 1 TL Dill | 60 g Crème fraîche | ½ TL Senf | 1 TL Weinessig | Salz | Pfeffer | 50 g Proteinbrot

Für 1 Person

Pro Portion 500 kcal, 43 g F, 3 g KH, 25 g E

1 Das Ei 5 – 8 Minuten hart kochen, abschrecken und abkühlen lassen.

2 Den Matjeshering kalt abbrausen und trocken tupfen. In mundgerechte Stücke schneiden. Rote Bete und Gewürzgurke in kleine Würfel schneiden ▸ **siehe Tipp unten**. Die Schalotte schälen und in feine Scheiben schneiden.

3 Rote Bete, Gewürzgurke, Schalotte, Matjes und ½ TL Dill in einer Schüssel vermengen. Crème fraîche, Senf und Weinessig untermischen. Mit Salz und Pfeffer abschmecken. Das gekochte Ei schälen und vierteln.

4 Den Matjessalat mit den Eivierteln auf einem Teller anrichten. Mit den restlichen Dillspitzen garnieren. Das Proteinbrot dazu essen.

TIPP

ROTE BETEN

Wenn Sie frische Rote Beten verwenden wollen, kochen Sie diese mit Schale in Salzwasser, bis sie weich sind. Nach dem Abschrecken entsprechend den Angaben im Rezept weiterverarbeiten.

Achtung: Der Saft der Roten Beten färbt stark. Tragen Sie deshalb beim Schälen und Schneiden am besten Einweghandschuhe.

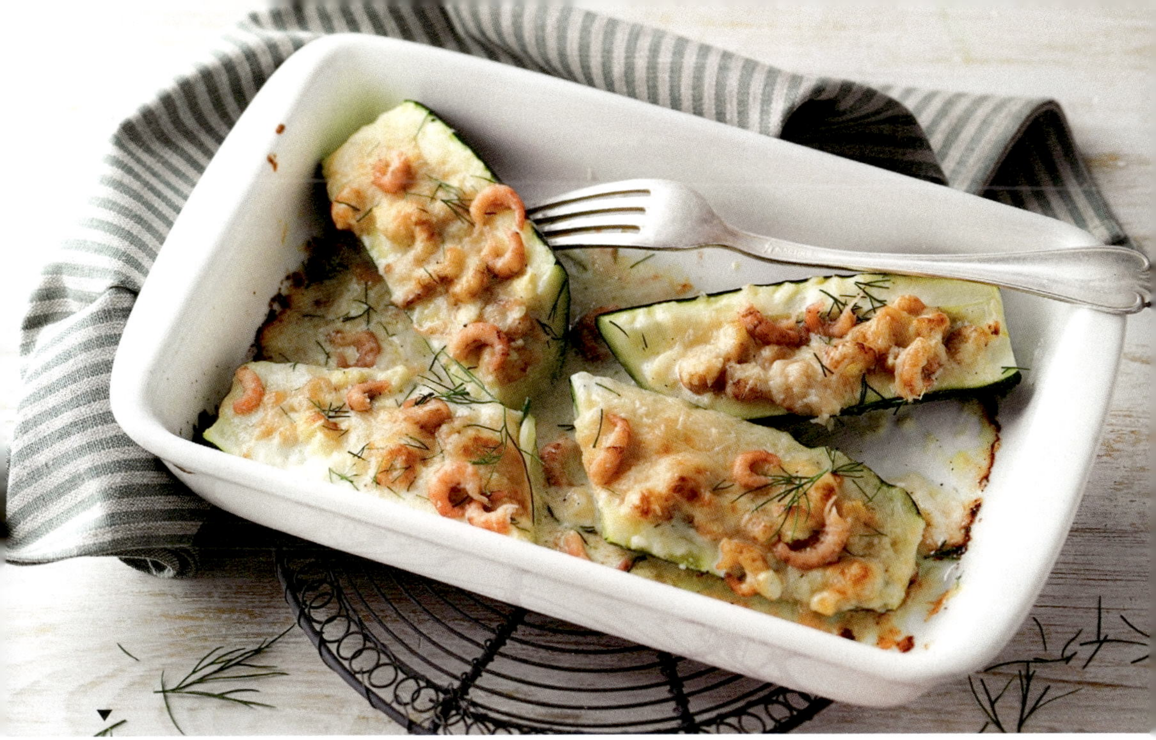

GEFÜLLTE ZUCCHINI

250 g Zucchini | 1 kleine Zwiebel | 1 EL Rapsöl | 50 g Crème fraîche | 50 g Nordseekrabben | 1 TL gehackter Dill | Salz | Pfeffer | 1 TL Butter | 15 g geriebener Parmesan

Für 1 Person
Pro Portion 348 kcal, 28 g F, 8 g KH, 16 g E

1 Den Backofen auf 200 °C vorheizen.

2 Die Zucchini der Länge nach halbieren. Mit einem Messer oder Löffel das Fruchtfleisch bis auf einen dünnen Rand herauslösen und in kleine Würfel schneiden. Die Zwiebel schälen und fein würfeln.

3 Rapsöl in einer Pfanne erhitzen. Zwiebel- und Zucchiniwürfelchen darin anschwitzen. Eventuell etwas Wasser zugeben und das Ganze weich garen. Crème fraîche und Krabben untermischen. Mit Dill, Salz und Pfeffer verfeinern.

4 Die Masse in die ausgehöhlten Zucchini-Hälften geben. Eine kleine Auflaufform buttern, die Zucchini hineinsetzen und mit geriebenem Parmesan bestreuen. Im heißen Ofen etwa 25 Minuten überbacken.

VARIANTE

Statt der Krabben können Sie die Zucchini auch mit Hackfleisch füllen. Braten Sie das Fleisch aber vorher gut an.

HÄHNCHEN-CURRY

1 Zwiebel | 1 Möhre | ¼ Apfel | 1 Hähnchenbrustfilet | 1 TL Rapsöl | ½ TL Currypulver | ½ TL Kurkuma | Pfeffer | 20 ml Hühnerbrühe

Für 1 Person
Pro Portion 210 kcal, 6 g F, 9 g KH, 32 g E

1 Zwiebel, Möhre und Apfel schälen. Vom Apfel das Kerngehäuse herausschneiden. Die Zwiebel in feine Ringe, die Möhre in dünne Streifen schneiden. Den Apfel klein würfeln.

2 Das Hähnchenbrustfilet kurz unter kaltem Wasser abbrausen und mit Küchenkrepp gründlich trocken tupfen. Mit einem scharfen Messer in schmale Portionsstreifen schneiden.

3 In einer Pfanne das Rapsöl erhitzen. Hähnchenfleisch, Zwiebeln, Möhren und Apfel auf heißer Flamme und unter regelmäßigem Rühren darin anbraten. Kräftig mit Currypulver, Kurkuma und Pfeffer würzen.

4 Mit Hühnerbrühe ablöschen und alles bei geschlossenem Deckel rund 20 Minuten leise kochen lassen. Vor dem Servieren nochmals würzig abschmecken.

VARIANTEN

Anstelle des Hähnchenbrustfilets können Sie auch Putenbrust verwenden.
Für eine exotische Note ersetzen Sie den Apfel durch die gleiche Menge frische gewürfelte Ananas.

▲

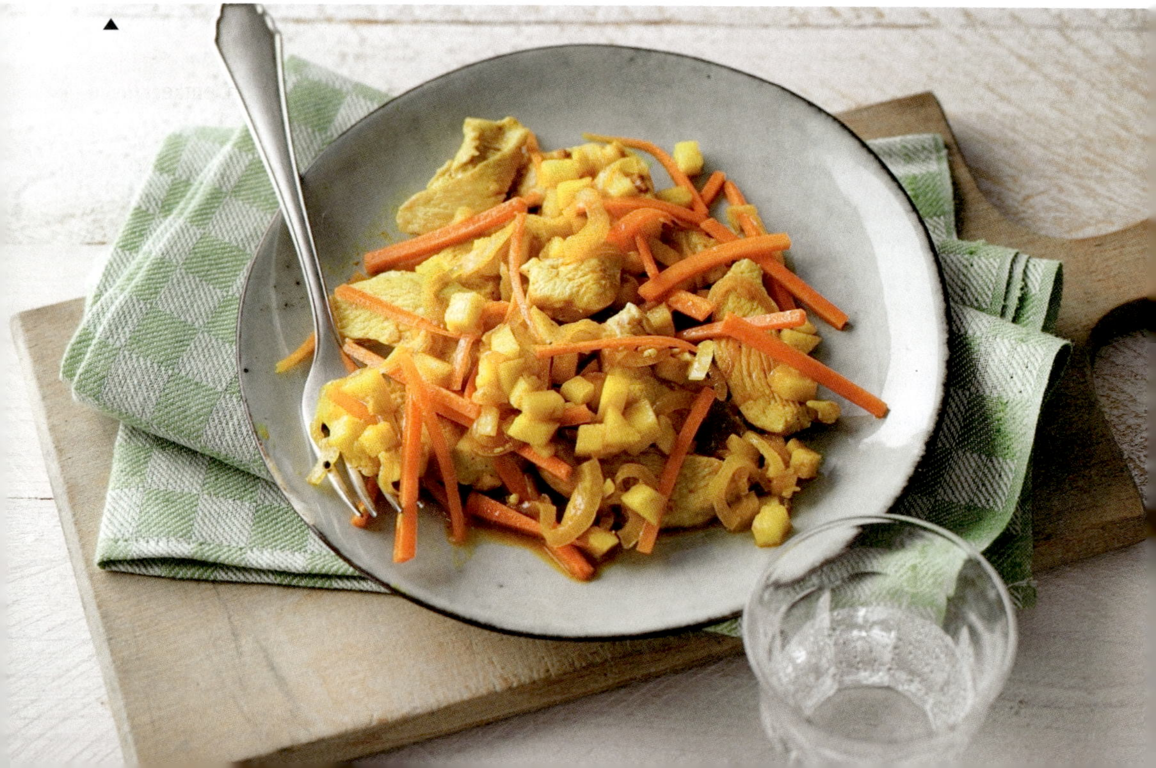

PUTENBRUST MIT PASTINAKEN

200 g Pastinaken | 2 TL Kokosöl | Salz | Pfeffer | 1 Putenbrustfilet | 2 TL Olivenöl | 1 TL Bruschetta arrabbiata (Gewürzmischung aus Tomate, Knoblauch, Chilis, Pfeffer, Salz, Oregano und Basilikum)

Für 1 Person
Pro Portion 338 kcal, 20 g F, 4 g KH, 34 g E

1 Die Pastinaken unter fließendem Wasser gründlich mit einer Gemüsebürste abbürsten. Mit Küchenkrepp abtrocknen und in etwa 0,5 cm dicke Scheiben schneiden.

2 Das Kokosöl in einer beschichteten Pfanne erhitzen und die Pastinakenscheiben darin bei mittlerer Hitze und unter mehrfachem Wenden wie Bratkartoffeln knusprig goldbraun braten. Nach Geschmack mit Salz und Pfeffer würzen.

3 Während die Pastinaken in der Pfanne braten, das Putenbrustfilet kurz unter kaltem Wasser abbrausen und mit Küchenkrepp trocken tupfen. In einer zweiten Pfanne das Olivenöl erhitzen. Das Filet von beiden Seiten erst scharf anbraten, dann auf mittlerer Flamme auf jeder Seite etwa 6 Minuten fertig garen.

4 Beide Fleischseiten mit der Gewürzmischung bestreuen und nochmals kurz anbräunen. Mit den gebratenen Pastinakenscheiben servieren.

SPARGEL-WOK MIT TOFU

100 g fester Tofu | 2 – 3 EL helle Sojasauce (Tamari; Reformhaus) | 150 g weißer Spargel | 3 Frühlingszwiebeln | 1 rote Chilischote | 1 EL Öl | 5 EL Gemüsebrühe | 1 Handvoll frische Mungobohnensprossen | Salz | schwarzer Pfeffer | 3 – 4 Zweige Koriandergrün

Für 1 Person
Pro Portion 248 kcal, 15 g F, 11 g KH, 16 g E

1 Den Tofu abtropfen lassen, trocken tupfen und in 1,5 cm große Würfel schneiden. In 1 EL Sojasauce wenden. Spargel waschen und putzen, die Stangen schälen und schräg in dünne Scheiben schneiden. Frühlingszwiebeln waschen, putzen, das Hellgrüne und Weiße schräg in 3 – 4 cm lange Stücke schneiden, die weißen Stücke längs halbieren. Die Chilischote waschen, putzen und längs halbieren, entkernen, in feine Ringe schneiden.

2 Das Öl in einem Wok oder einer Pfanne erhitzen. Die Tofuwürfel 2 – 3 Minuten darin braun anbraten. Herausnehmen und warm halten.

3 Spargel, Frühlingszwiebeln und Chilischoten dazugeben und 1 – 2 Minuten unter Rühren anbraten. Die Brühe angießen und das Gemüse 5 Minuten dünsten. Die Sprossen abbrausen und abtropfen lassen.

4 Das Gemüse mit der übrigen Sojasauce, Salz und Pfeffer würzen. Tofu dazugeben und die Sprossen unterheben. Alles noch 1 – 2 Minuten erhitzen. Korianderblättchen abzupfen und über das Gemüse streuen.

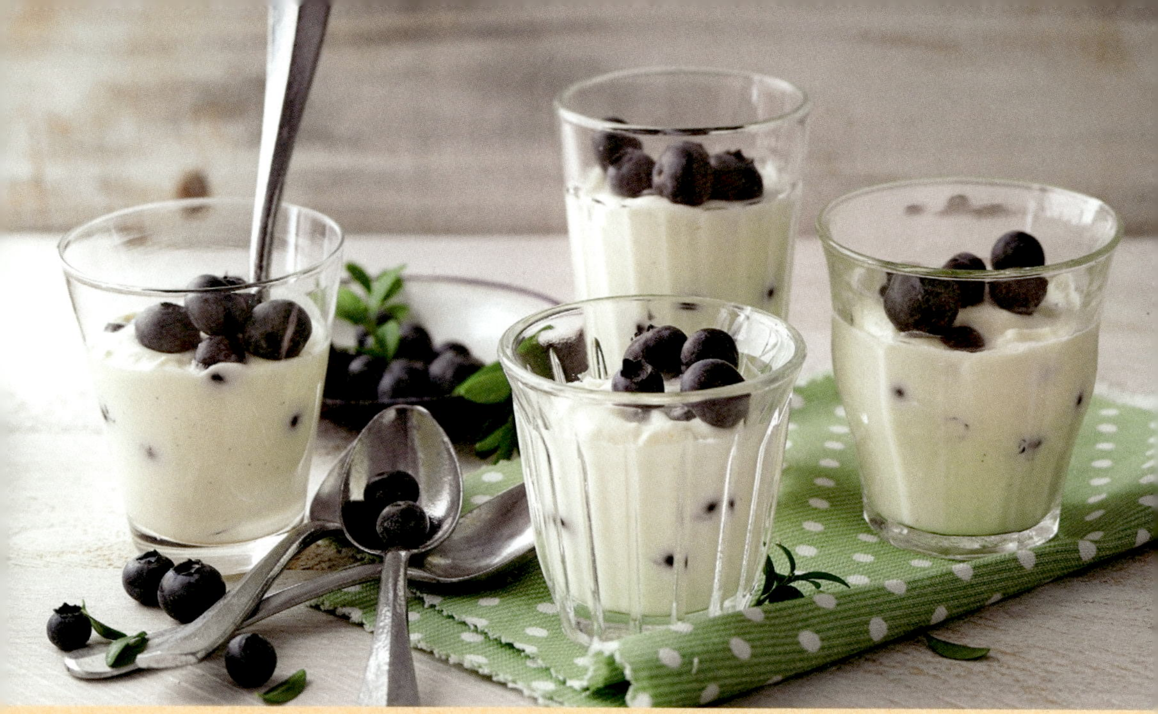

DESSERTS UND GEBÄCK: NASCHEN ERLAUBT

Wer gerne nascht, überschreitet die erlaubte Zuckermenge pro Tag normalerweise sehr schnell. Doch das muss nicht sein. Wenn Sie mittags auf Beilagen verzichten, können Sie sich zum Beispiel ohne Bedenken ein Dessert gönnen oder am Nachmittag ein Stück Kuchen essen. Oder wie wäre es mit einem Muffin oder einer Waffel zum Frühstück? Auch das ist erlaubt. Wichtig ist nur, dass Sie nie die Gesamtmenge an Kohlenhydraten (1 g pro Kilo Körpergewicht und Tag) aus den Augen verlieren.

Zucker ersetzen: In den Rezepten wird oft Isomaltulose ▸ siehe Seite 43 als Zucker verwendet. Sie kann teilweise oder ganz durch andere gesunde Zucker ersetzt werden, etwa Trehalose und / oder Galaktose. Dafür eignen sich auch der natürliche Zuckeraustauschstoff Erythritol oder der natürliche Süßstoff Stevia. Bezug ▸ siehe Seite 139.

PANNA MASCARPONE SPEZIALE

18 g Isomaltulose | 240 g Sahne | 3 Blatt Gelatine | 1 Vanilleschote | 120 g Crème fraîche | 150 g Mascarpone | 180 g Heidelbeeren

Für 6 Portionen
Pro Portion 320 kcal, 32 g F, 7 g KH, 3 g E

1 Die Isomaltulose in einem Topf bei mäßiger Hitze und unter ständigem Rühren karamellisieren. 60 g Sahne zugeben; langsam aufkochen und abkühlen lassen.

2 Die Gelatine in kaltem Wasser einweichen. Die restliche Sahne mit der Vanilleschote 10 Minuten köcheln. Die Vanilleschote herausfischen, der Länge nach aufschneiden und das Mark in die Sahne kratzen. Alles etwas abkühlen lassen.

3 Die eingeweichte Gelatine ausdrücken und unter Rühren in der lauwarmen Sahne auflösen. Crème fraîche, Mascarpone und Karamell-Sahne unter die Masse ziehen.

4 Auf sechs Gläser oder Dessertschälchen verteilen. Je 2 EL Heidelbeeren unterziehen und drei Stunden kalt stellen.

ZIMT-RUM-EIS

1 Blatt Gelatine | 3 große Eier | 1 EL Fruktose | ½ EL Isomaltulose | 70 g Crème fraîche | 1 EL Mascarpone | 1 TL Zimt | 3 EL Rum | 250 g Sahne

Für 4 Portionen
Pro Portion 380 kcal, 34 g F, 9 g KH, 10 g E

1 Die Gelatine in kaltem Wasser einweichen. Die Eier trennen.

2 Eigelb mit ½ TL Fruktose und Isomaltulose zu einer cremigen Masse aufschlagen. Crème fraîche, Mascarpone, Zimt und Rum zugeben.

3 In einem kleinen Topf 2 EL Sahne erhitzen. Die Gelatine ausdrücken und unter Rühren in der Sahne auflösen. Erst 2 weitere EL Sahne unterrühren, dann die Gelatinesahne unter die Eigelbmasse rühren.

4 Das Eiweiß halb steif schlagen, die restliche Fruktose zugeben und das Eiweiß weiter schlagen, bis der Eischnee sehr steif ist. Restliche Sahne ebenfalls steif schlagen. Erst die Sahne, dann den Eischnee vorsichtig unter die Eigelbmasse heben.

5 Die Masse in vier Silikonförmchen füllen. Mindestens zwei Stunden einfrieren.

INFO

GALAKTOSE

Aufgrund ihrer besonders angenehmen, sanften Süße eignet sich Galaktose ▸ **siehe Seite 43**, ein Einfachzucker wie Glukose, hervorragend für Desserts. In Backwaren kann sie ebenfalls verwendet werden. Allerdings ist sie wesentlich teurer als Isomaltulose oder Trehalose.

TIRAMISU

100 g weiche Butter | 1 Ei | 7 Eigelb | 8 EL Amaretto | Bittermandelöl (nach Geschmack) | Butter-Vanille-Aroma (nach Geschmack) | Süßstoff | 50 g feine Haferkleie | 50 g gemahlene Mandeln | 50 g Ballaststoffpulver | 3 TL Backpulver | 120 g Isomaltulose | 500 g Mascarpone | Saft und abgeriebene Schale von ½ unbehandelten Zitrone (nach Geschmack) | 1 EL Kakaopulver

Für 10 Portionen
Pro Portion 440 kcal, 42 g F, 18 g KH, 9 g E

1 Den Backofen auf 180 °C vorheizen.

2 Für die Kekse die weiche Butter, das Ei, 2 Eigelb, 4 EL Amaretto, Bittermandelöl und Butter-Vanille-Aroma sowie etwas Süßstoff mit dem Handmixer cremig rühren.

3 In einer zweiten Schüssel Haferkleie, gemahlene Mandeln, Ballaststoffpulver und Backpulver mischen und esslöffelweise zur Buttermischung geben. Den Teig 30 Minuten im Kühlschrank ruhen lassen.

4 Den Teig zu kleinen Kugeln (ca. 1,5 cm Durchmesser) formen. Ein Backblech mit Backpapier auslegen und die Teigkügelchen mit ausreichendem Abstand daraufsetzen. Im heißen Ofen auf mittlerer Schiene etwa 15 Minuten goldgelb backen. Die Kekse aus dem Ofen nehmen. Erst auf dem Blech noch kurz ruhen lassen, dann auf einem Kuchengitter vollständig abkühlen lassen.

5 Die verbliebenen 5 Eigelbe mit Isomaltulose und 2 EL heißem Wasser etwa 5 Minuten mit dem Handrührer oder in der Küchenmaschine schaumig schlagen. Den Mascarpone unterziehen und nach Geschmack mit Zitronensaft und -schale verfeinern.

6 Die Kekse in einer Schüssel mit dem restlichen Amaretto beträufeln. Dann in eine Auflaufform abwechselnd Kekse und Mascarponemasse einschichten; mit Creme abschließen und mit Kakaopulver bestäuben. Tiramisu mindestens zwei Stunden im Kühlschrank ziehen lassen.

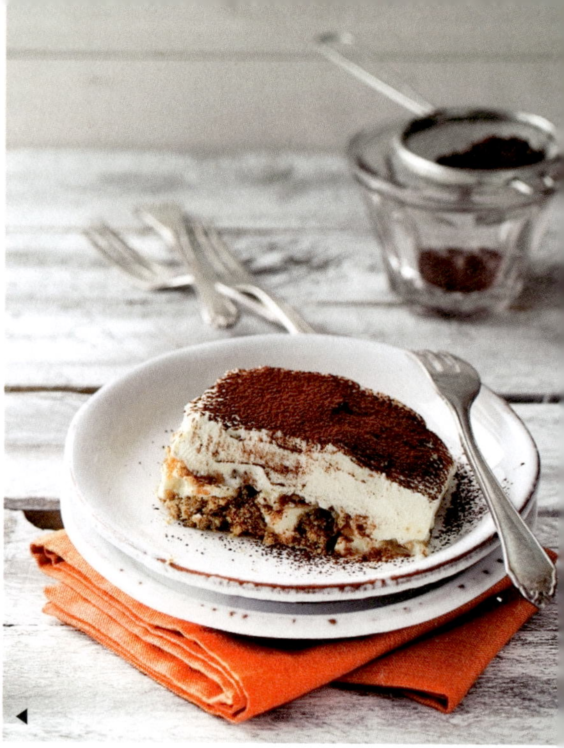

VARIANTE

Nach Belieben können Sie die Kekse auch mit einer Mischung aus Amaretto und starkem Espresso beträufeln.

HIMBEER-KOKOS-MUFFINS

1 TL Kokosöl | 80 g Mandelmehl | 80 g Kokosraspel | 50 g gehackte Pistazien | 80 g Ballaststoffpulver | 2 ½ TL Backpulver | ½ TL Natron | 1 Ei | 140 g Isomaltulose | 80 ml Rapsöl | 275 g Buttermilch | 250 g tiefgefrorene Himbeeren | 2 EL Sahne
Außerdem: Muffinblech mit 10 Mulden

Für 10 Muffins
Pro Muffin 207 kcal, 18 g F, 19 g KH, 9 g E

1 Backofen auf 180 °C vorheizen. Das Muffinblech mit Kokosöl fetten.

2 Mandelmehl, Kokosraspel, gehackte Pistazien, Ballaststoffpulver, Backpulver und Natron in einer Schüssel sorgfältig vermischen.

3 In einer zweiten Schüssel das Ei mit dem Schneebesen leicht verquirlen. Isomaltulose, Rapsöl, Buttermilch und gefrorene Himbeeren zugeben. Mehlmischung hinzufügen und rühren, bis die trockenen Zutaten gerade feucht sind.

4 Teig in die Mulden des Muffinblechs verteilen. Im heißen Ofen 20 – 25 Minuten backen. Muffins warm oder kalt mit Sahne genießen.

TIPP

KALORIEN SPAREN

Sie können generell den Kaloriengehalt von Desserts und Backwaren bei gleicher Süße senken, indem Sie den Zucker durch Erythritol ▸ **siehe Seite 44** oder Stevia ▸ **siehe Seite 91** oder durch eine Mischung beider Süßungsmittel ganz oder teilweise ersetzen. Bezug der Zucker ▸ **siehe Seite 139.**

MANDEL-ORANGEN-WAFFELN

4 Eier | 120 g Isomaltulose | Salz | 100 g zerlassene Butter | 120 g geriebene Mandeln | 60 g Einkorn-Vollkornmehl | 40 g feine Haferkleie | 70 ml Orangensaft | abgeriebene Schale von ½ unbehandelten Orange | 1 TL Kokosöl
Außerdem: Waffeleisen

Für 8 Waffeln
Pro Waffel 260 kcal, 22 g F, 24 g KH, 8 g E

1 In einer großen Schüssel die Eier mit der Isomaltulose, 1 Prise Salz und der zerlassenen Butter schaumig rühren. Die geriebenen Mandeln untermischen.

2 In einer zweiten Schüssel Einkorn-Vollkornmehl und Haferkleie mischen. Abwechselnd mit dem Orangensaft zur Ei-Butter-Masse geben. Nach Geschmack mit geriebener Orangenschale verfeinern.

3 Das heiße Waffeleisen mit Kokosöl fetten. Nacheinander acht goldbraune Waffeln backen. Sofort servieren oder nebeneinander auf einem Kuchengitter abkühlen lassen.

CANTUCCINI

2 Eier | 80 g Isomaltulose | 25 g weiche Butter | 50 g gemahlene Mandeln | 50 g feine Haferkleie | 30 g Ballaststoffpulver | 1 TL Backpulver | 3 EL Amaretto | Vanilleextrakt, Zimt, Anis- und Nelkenpulver | 100 g ganze Mandeln

Für 20 Stück
Pro Keks 72 kcal, 5,9 g F, 5,8 g KH, 2,9 g E

1 Den Backofen auf 170 °C vorheizen.

2 Die Eier trennen. Eigelb mit Isomaltulose und Butter schaumig rühren. Gemahlene Mandeln, Haferkleie, Ballaststoffpulver und Backpulver mischen und dazurühren. Mit Amaretto und je 1 Prise Vanilleextrakt, Zimt, Anis- und Nelkenpulver verfeinern. Anschließend die ganzen Mandeln untermischen.

3 Eiweiß zu steifem Schnee schlagen und unter die vorbereitete Grundmasse heben. Den Teig 30 Minuten kalt stellen.

4 Aus dem gekühlten Teig auf Frischhaltefolie mehrere ca. 20 cm lange Rollen formen. Nebeneinander auf ein mit Backpapier ausgelegtes Backblech legen und im heißen Ofen etwa 15 Minuten hell backen.

5 Nach dem Abkühlen die Teigrollen schräg in 1 cm dicke Scheiben schneiden. Diese auf ein mit Backpapier belegtes Backblech legen und dann bei 160 °C nochmals 10 – 15 Minuten fertig backen.

▲

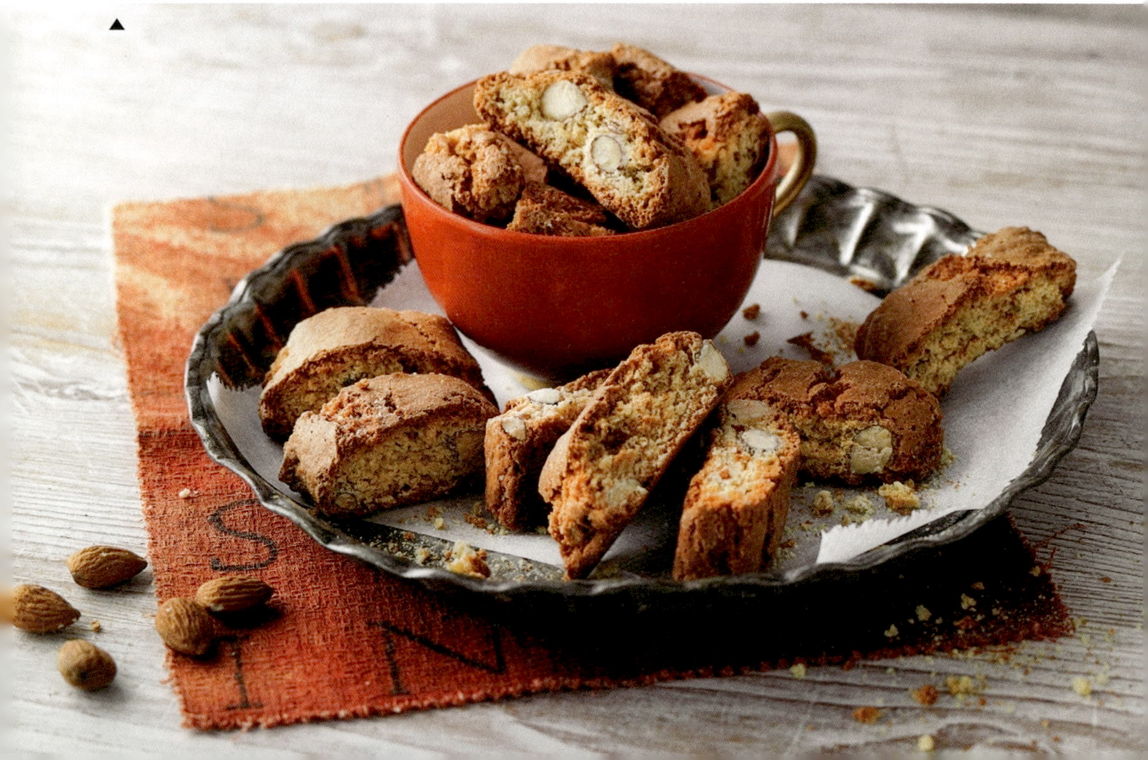

AMARETTOKEKSE

100 g weiche Butter | Süßstoff | 1 Ei | 2 Eigelb | 4 EL Amaretto | Bittermandelöl | Butter-Vanille-Aroma | 50 g gemahlene Mandeln | 50 g feine Haferkleie | 50 g Ballaststoffpulver | 3 TL Backpulver

Für 40 Stück
Pro Keks 41 kcal, 3,5 g F, 1 g KH, 1,2 g E

1 Den Backofen auf 180 °C vorheizen.
2 Butter, etwas Süßstoff, Ei, Eigelb, Amaretto, Bittermandelöl und Butter-Vanille-Aroma mit dem Handmixer cremig rühren.
3 Gemahlene Mandeln, Haferkleie, Ballaststoffpulver und Backpulver mischen und mit den Knethaken esslöffelweise unter den Teig kneten. 30 Minuten im Kühlschrank ruhen lassen.
4 Aus dem Teig kleine Kugeln formen (etwa 1,5 cm Durchmesser) und diese nicht zu eng auf ein mit Backpapier belegtes Backblech setzen. Im heißen Ofen rund 15 Minuten goldgelb backen. Auf einem Gitter abkühlen lassen.

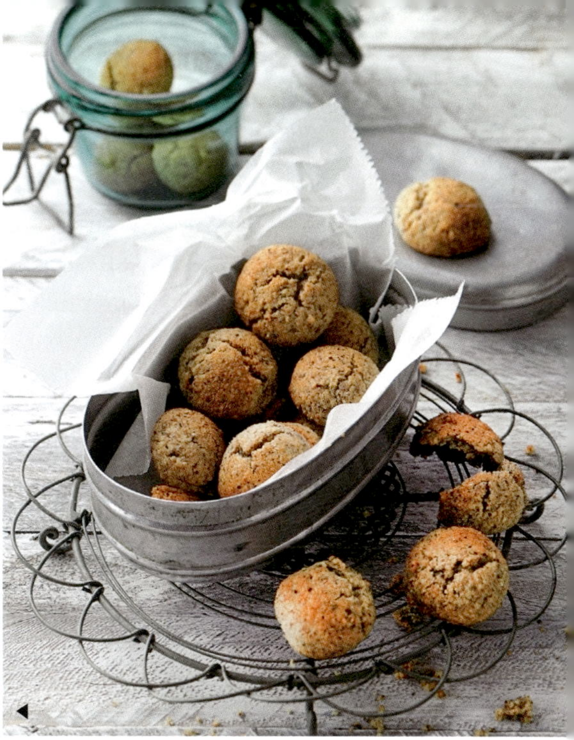

KOKOSKUCHEN

250 g Butter | 100 g Isomaltulose | 100 g Kokosraspel | 200 g feine Haferkleie | 50 g Ballaststoffpulver | 1 Ei | Fett für die Form
Außerdem: Springform, 24 cm Durchmesser

Für 12 Stück
Pro Portion 270 kcal, 24 g F, 16 g KH, 5 g E

1 Den Backofen auf 170 °C vorheizen.
2 Die Butter in einem Topf schwach erhitzen und die Isomaltulose darin unter Rühren auflösen. Nacheinander Kokosraspel, Haferkleie, Ballaststoffpulver und Ei gründlich unter die geschmolzene Butter rühren.
3 Die Springform fetten, die Kokosmasse einfüllen und glattstreichen. Im heißen Ofen ca. 30 Minuten backen. Den Kuchen kurz in der Form ruhen lassen, dann herauslösen und auf einem Kuchengitter völlig abkühlen lassen.

VARIANTE

Wenn Sie es fruchtig lieben, mischen Sie statt der Kokosraspel 100 g ungesüßte Sauerkirschen aus dem Glas unter den Teig.

ZITRONENTORTE

6 Eier | 100 g Isomaltulose | 50 g gemahlene Mandeln | 50 g feine Haferkleie | 50 g Ballaststoffpulver | 1 TL Backpulver | 1 EL Butter | 250 g Mascarpone | 500 g Magerquark | Saft und Schale von 1 unbehandelten Zitrone
Außerdem: Springform, 24 cm Durchmesser

Für 12 Stück
Pro Portion 210 kcal, 15 g F, 13 g KH, 12 g E

1 Backofen auf 170 °C vorheizen.

2 Eier trennen. Eigelb mit 2 EL warmem Wasser und 50 g Isomaltulose schaumig rühren. Gemahlene Mandeln, Haferkleie, Ballaststoffpulver und Backpulver mischen und unter die Eimasse rühren. Das Eiweiß steif schlagen und vorsichtig unterheben.

3 Die Springform fetten und den Teig hineinfüllen. Im heißen Ofen 15 – 20 Minuten backen. Auf einem Kuchengitter abkühlen lassen.

4 Mascarpone, Magerquark, restliche Isomaltulose sowie Zitronensaft und -schale verrühren. Creme auf dem Tortenboden verstreichen und alles mindestens eine Stunde kühl stellen.

WICHTIG

BITTE BEACHTEN

Leiden Sie an einer Fruktoseunverträglichkeit oder unter erhöhten Harnsäurewerten, dann sollten Sie auf die in den Rezepten angegebene Isomaltulose (Fruktosequelle) verzichten. Ersetzen Sie sie durch Trehalose (besteht nur aus Glukose).

HEIDELBEERKUCHEN

125 g Butter | 150 g Isomaltulose | Salz | 4 Eier | 170 g gemahlene Walnüsse | 80 g Ballaststoffpulver | Fett für die Form | 4 gehäufte EL Magerquark | 4 EL Sahne | abgeriebene Schale von 1 unbehandelten Zitrone | Zimt | Süßstoff | 100 g tiefgefrorene Heidelbeeren
Außerdem: Springform, 24 cm Durchmesser

Für 12 Stück
Pro Portion 170 kcal, 14 g F, 15 g KH, 10 g E

1 Den Backofen auf 175 °C vorheizen.

2 Für den Teig Butter, 70 g Isomaltulose und 1 Prise Salz schaumig rühren. 1 Ei untermengen. Gemahlene Walnüsse und Ballaststoffpulver vermischen und ebenfalls unterrühren.

3 Die Springform fetten. Den Teig ausrollen und in die Form legen; dabei einen etwa 1 cm hohen Rand formen. Im heißen Ofen 30 Minuten backen. Etwas abkühlen lassen.

4 Für den Guss restliche Eier mit Magerquark, Sahne, verbliebener Isomaltulose, Zitronenschale, 1 Prise Zimt sowie etwas Süßstoff verrühren.

5 Die gefrorenen Heidelbeeren auf dem vorgebackenen Boden verteilen. Den Guss darübergießen und den Kuchen noch einmal für 15 – 20 Minuten in den heißen Ofen schieben.

MANGO-ORANGEN-TORTE

8 Eier | 200 g Isomaltulose | Süßstoff | 120 g Mandelmehl | 60 g Ballaststoffpulver | Butter für die Form | 2 reife Mangos | 1 unbehandelte Orange | 250 ml Sahne | 250 g Mascarpone
Außerdem: Springform, 24 cm Durchmesser

Für 12 Stück
Pro Portion 190 kcal, 16 g F, 17 g KH, 8 g E

1 Backofen auf 180 °C vorheizen.

2 Eier trennen. Eigelb mit Isomaltulose schaumig rühren. Nach Geschmack mit etwas Süßstoff süßen. Mandelmehl und Ballaststoffpulver unterziehen. Eiweiß zu steifem Schnee schlagen und unterheben. Die Springform fetten. Teig einfüllen und 40 – 45 Minuten goldgelb backen. Nach dem Abkühlen in zwei Böden teilen.

3 Die Mangos schälen und das Fruchtfleisch würfeln. Die Orange heiß waschen. Die Schale abreiben. Dann die Frucht so schälen, dass die weiße Innenhaut vollständig entfernt wird. Die Fruchtfilets aus den Trennhäuten lösen.

4 Die Sahne steif schlagen und unter den Mascarpone ziehen.

5 Mangowürfel auf dem ersten Boden verteilen. Mit der Hälfte der Mascarpone-Sahne bestreichen. Den zweiten Boden daraufsetzen und mit Orangenfilets belegen. Die Orangenschale unter die restliche Mascarpone-Sahne mischen und die Torte damit rundum bestreichen. Vor dem Servieren eine Stunde kühl stellen.

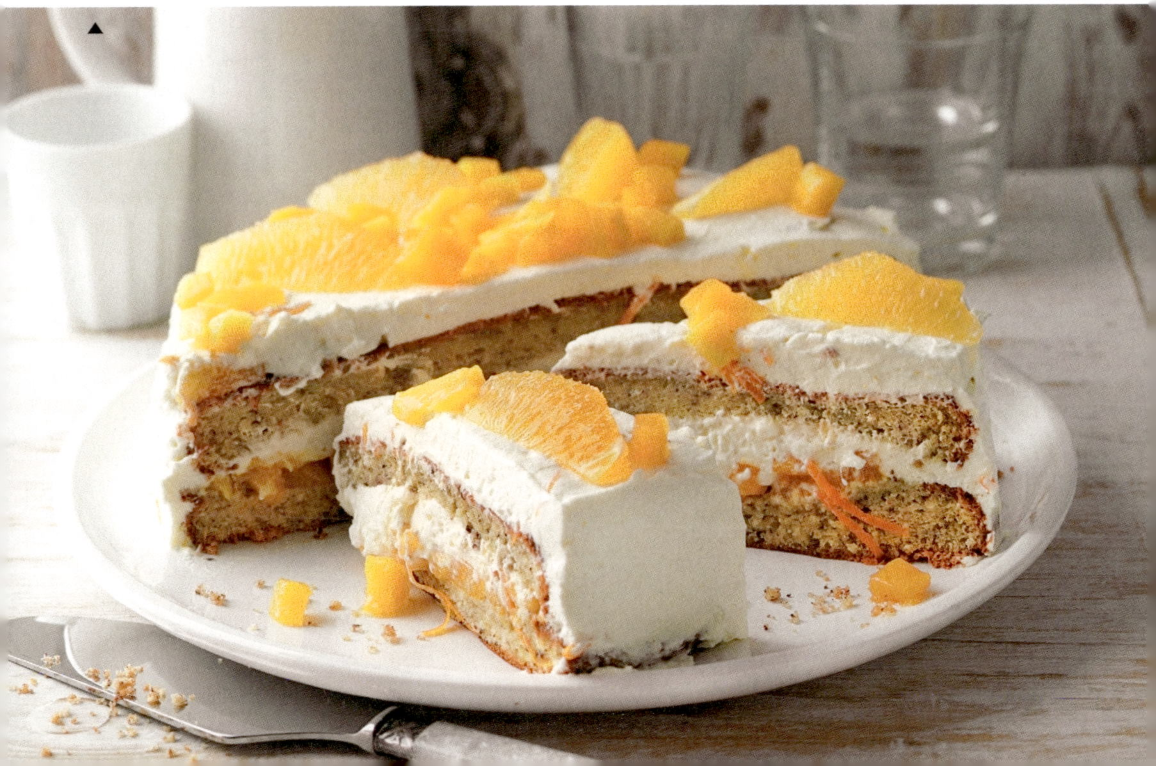

HERZHAFTE SNACKS

Sie haben Lust auf ein paar herzhafte Knabbereien? Dann versuchen Sie doch eines dieser Rezepte. Ebenfalls gut für zwischendurch sind rohe Gemüsesticks mit einem Dip aus Naturjoghurt, Salz und frisch gehackten Kräutern.

PIKANTE KÄSEKRÄCKER

85 g Einkorn-Vollkornmehl | 85 g Ballaststoffpulver | 85 g feine Haferkleie | 1 ½ gestrichene TL Backpulver | 1 ½ TL Salz | 1 TL Paprikapulver edelsüß | 100 g fein geriebener Emmentaler | 75 g fein geriebener Parmesan | 125 g Sahne | 2 Eier | 125 g kalte Butter | gehackte Pistazien, Mandeln, Walnüsse oder Haselnüsse, grobes Salz, Mohnsamen, Kümmel, Sesamsamen

Für 40 Stück
Pro Stück 70 kcal, 5,5 g F, 2,5 g KH, 3 g E

1 Den Backofen auf 180 °C vorheizen.

2 Einkorn-Vollkornmehl, Ballaststoffpulver, Haferkleie und Backpulver mischen. Salz, Paprikapulver, geriebenen Emmentaler und Parmesan, Sahne und 1 Ei unterrühren.

3 Die kalte Butter in Flocken zugeben und alles möglichst rasch zu einem glatten Teig verkneten. Ist er zu klebrig, kurz kühl stellen.

4 Den Teig etwa 1 cm dick ausrollen und in ca. 4 × 4 cm große Quadrate schneiden. Auf ein mit Backpapier belegtes Backblech legen.

5 Das verbliebene Ei trennen. Das Eigelb verquirlen (eventuell 1 TL Wasser unterrühren) und die Teigstücke damit bestreichen (das Eiweiß anderweitig verwenden). Die Teigstücke nach Belieben mit Pistazien, Nüssen, grobem Salz, Mohn, Kümmel oder Sesam bestreuen.

6 Käsekräcker im heißen Ofen etwa 20 Minuten goldbraun backen. Herausnehmen und auf einem Kuchengitter abkühlen lassen.

TIPP

GEGEN HEISSHUNGER

Wenn Sie Heißhunger haben, sollten Sie zunächst ein großes Glas stilles Wasser trinken. Oft verschwindet der Appetit dann von ganz allein. Der Grund: Der Körper interpretiert das Signal Durst häufig falsch und meldet stattdessen ans Gehirn: »Ich habe Hunger! Bitte essen!«

PASTINAKEN-CHIPS

100 g Pastinaken | 3 EL Kokosöl | Currypulver, Paprikapulver oder Salz (nach Belieben)

Für 1 Person

Pro Portion 250 kcal, 27 g F, 2 g KH, 1 g E

1 Pastinaken gründlich waschen, trocken reiben, in möglichst dünne Scheiben schneiden.

2 In einem Topf das Kokosöl erhitzen. Die Temperatur stimmt, wenn am Stiel eines Holzlöffels, den Sie in das heiße Öl halten, viele Bläschen nach oben steigen.

3 Die Pastinakenscheiben portionsweise im heißen Öl goldbraun frittieren. Herausnehmen und auf Küchenkrepp abtropfen lassen. Die Chips nach Geschmack mit Currypulver, Paprikapulver oder Salz würzen.

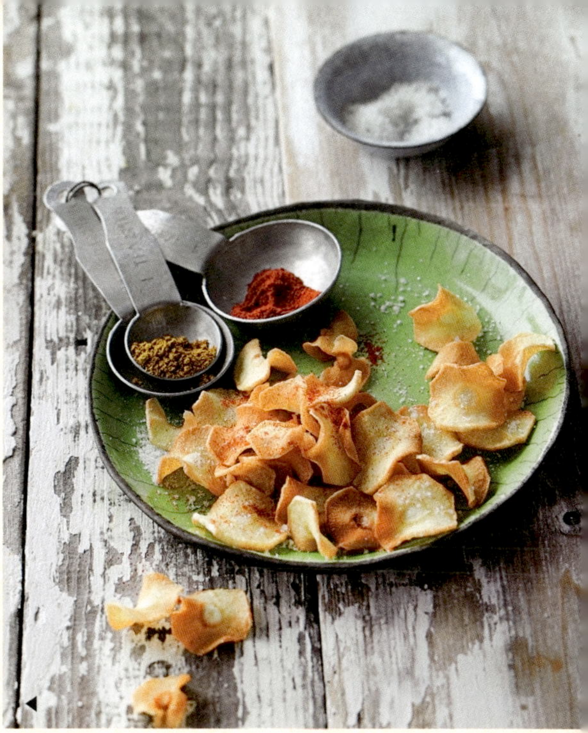

BALLASTSTOFF-TALER

200 g geschroteter Leinsamen | 100 g Sesamsamen | 200 g Mandelmehl | 150 g Ballaststoffpulver | 15 g Natron | 5 g Backpulver | 10 g Salz | je 20 g Koriandersamen, gestoßener Kümmel | 2 EL Essig | 1 Ei

Für 30 Stück

Pro Stück 75 kcal, 5 g F, 1 g KH, 7 g E

1 Den Backofen auf 180 °C vorheizen.

2 Den Leinsamen und die Sesamsamen fein mahlen (zum Beispiel in einer Kaffeemühle). Mandelmehl und Ballaststoffpulver untermischen. Dann das Natron, Backpulver, Salz und die Gewürze unter die Mehlmischung rühren.

3 Essig und Ei mit 400 ml Wasser schaumig rühren. Mit der Mehlmischung vermengen. Bei Bedarf noch etwas kaltes Wasser zugeben, bis der Teig bindet.

4 Mit feuchten Händen etwa hühnereigroße Teigbällchen formen, auf ein mit Backpapier ausgelegtes Blech setzen und flach drücken. Die Oberfläche der Taler mit einem feuchten Messer kreuzweise einritzen.

5 Die Taler ca. 45 Minuten im heißen Ofen backen. Dabei nach zwei Drittel der Zeit mit Wasser bestreichen.

Glossar

Antioxidanzien
Verhindern die Oxidation (s. dort) empfindlicher Moleküle.

Apfelpektin
Ein für Menschen unverdaulicher Vielfachzucker.

Apoptose
»Programmierter Zelltod«, der normalerweise Zellen, die ungebremst wachsen, zum Absterben bringt. In mutierten Zellen (Tumorzellen / Krebszellen) funktioniert dieser Mechanismus nicht mehr.

Biopsie
Entnahme einer Gewebeprobe, zum Beispiel bei einem verdächtigen Knoten in der Brust oder bei Verdacht auf Prostatakrebs.

DNA
Gesamter genetischer Bauplan eines Lebewesens; in Form einer Doppelhelix (Gen-Faden) organisiert.

Durchflusszytometrie
An einem Laser vorbeifließende Zellen werden anhand des Streulichtes und der Fluoreszenz der Zellen analysiert.

EDIM-TKTL1-Bluttest
Auf der Durchflusszytometrie (s. dort) basierendes Verfahren, welches das körpereigene Immunsystem (Abwehrsystem) nutzt, um von den Makrophagen (s. dort) aufgenommene tumorspezifische Strukturen nachzuweisen.

Enzym
Eiweißmolekül, das ähnlich einem Katalysator biologische Prozesse wie Spaltungen oder Verknüpfungen durchführt und beschleunigt.

Erythritol
Natürlicher kristalliner Zuckeraustauschstoff (Polyol) ohne Kalorien zum teilweisen oder vollständigen Ersatz von Zucker; hat etwa die halbe Süßkraft von Haushaltszucker.

Fruktose
Fruchtzucker.

Galaktose
Schleimzucker.

Gen
Die wichtigste Informationsuntereinheit des Vierbuchstaben-Alphabets (s. dort); stellt die Bauanleitung für den Körperbaustein Eiweiß dar.

Gewebewucherung
Gutartiger Tumor (s. dort).

Glukose
Traubenzucker.

Glykogen
Speicherform der mit der Nahrung aufgenommenen Glukose im Körper.

Gutartiger Tumor
Tumor, der seine gesunden Nachbarzellen nur verdrängt, indem er sie quasi zur Seite schiebt.

Immunsystem
Körpereigenes Abwehrsystem.

Insulin
In der Bauchspeicheldrüse produziertes Hormon, das hilft, den Zucker aus dem Blut möglichst schnell in die Zellen zu pumpen.

Inulin
Vielfachzucker mit keinerlei Auswirkung auf den Blutzucker; auch Alantstärke.

Invasiver Tumor
Tumorzellen, die das sie umgebende, gesunde Gewebe aktiv auflösen und in dieses hineinwachsen können.

Isomaltulose
Zweifachzucker mit geringer Auswirkung auf den Blutzucker; um die Süßkraft von Haushaltszucker zu erreichen, kann man Stevia (s. dort) oder Eryhtritol (s. dort) zugeben.

Keimzellen
Ei- oder Samenzellen produzierende Zellen.

Kern-DNA
Trägerin der Erbinformation im Zellkern.

Ketonkörper
Wird bei leeren Zuckerspeichern aus dem Fettstoffwechsel gebildet; Hinweis auf erfolgreiche Umstellung des Stoffwechsels von Vergärung auf Verbrennung.

Killerzellen (NK-Zellen)
Zellen des Immunsystems (s. dort), die veränderte Zellen aufspüren und unschädlich machen.

Kontaktinhibition
Spezielle Mechanismen, die dafür sorgen, dass eine Körperzelle das Wachstum einstellt, sobald sie ihre Nachbarzelle berührt.

Laktose
Milchzucker.

Makrophagen
Körpereigene Fresszellen.

Maligner Tumor
Bösartiger Tumor (Krebs).

Matrixdegradation
Auflösung des natürlichen Gewebeverbands durch von Krebszellen ausgeschüttete Milchsäure (s. dort).

Metastasierung
Ausbreitung von Krebszellen über das Lymph- und Blutgefäßsystem und die folgende Bildung von Krebsgeschwüren an anderen Körperstellen.

Milchsäure
Endprodukt bei der Vergärung von Glukose.

Mitochondrium
Ort in der Zelle, an dem Wasserstoff mithilfe von Sauerstoff zu Wasser verbrannt und Energie freigesetzt wird.

Mutation
Fehler in der DNA (s. dort).

Oxidation
Verbindung bzw. Reaktion eines Elements mit Sauerstoff oder anderen oxidierenden Chemikalien.

Primärtumor
Ursprungstumor.

Programmierter Zelltod
Apoptose (s. dort).

Radikale
Zum Beispiel aggressive Sauerstoffmoleküle.

Sekundäre Pflanzenstoffe (SPS)
Inhaltsstoffe von Pflanzen mit zum Teil ausgeprägter krebspräventiver Wirkung.

Stevia
Aus den Blättern der südamerikanischen Pflanze Stevia gewonnener natürlicher, kalorienfreier Süßstoff.

Streuung
Metastasierung (s. dort).

TKTL1-Gen
Abkürzung für Transketolase-like-1-Gen, also Transketolase-ähnliches Gen; gibt Auskunft über die Stoffwechselart und somit die Bösartigkeit eines Tumors.

Trehalose
Natürlich vorkommender Zweifachzucker; wird im Verdauungstrakt langsam gespaltet, dadurch steigt der Blutzuckerspiegel entsprechend langsam und die Bauchspeicheldrüse schüttet nur wenig Insulin (s. dort) aus. Auch bei Unverträglichkeit von Fruktose (s. dort) und Laktose (s. dort) als Süßungsmittel geeignet.

Verbrennung
Sauerstoffabhängige Energiefreisetzung in den Mitochondrien (s. dort).

Vergärung
Sauerstoffunabhängige Energiefreisetzung; beim Menschen wird dabei Milchsäure (s. dort) gebildet.

Vierbuchstaben-Alphabet
In Form von Adenin, Cytosin, Guanin und Thymin sind in der Doppelhelix (s. DNA) drei Milliarden »Buchstaben« in einer bestimmten Reihenfolge codiert. Diese Reihenfolge enthält alle für das Leben notwendigen Informationen.

Bücher, die weiterhelfen

Baumann, Freerk T. / Bloch, Wilhelm
Sport und körperliche Aktivität in der Onkologie.
Springer Verlag, Heidelberg

Béliveau, Prof. Dr. med. Richard / Gingras, Dr. med. Denis
Krebszellen mögen keine Himbeeren. Nahrungsmittel gegen Krebs.
Goldmann Verlag, München

Dimeo, Fernando C.
Krebs und Sport.
Weingärtner Verlag, Berlin

Gonder, Ulrike
Positives über Fette und Öle.
Systemed Verlag, Lünen

Gonder, Ulrike / Stuth, Dorothee
Ketoküche für Einsteiger: Rezepte & Kraftshakes.
Systemed Verlag, Lünen

Grunewald, Dr. Armin
Die Öl-Eiweiß-Kost nach Dr. Johanna Budwig.
Knaur Verlag, München

Kämmerer, Prof. Ulrike / Schlatterer, Christine / Knoll, Gerd
Ketogene Ernährung bei Krebs.
Systemed Verlag, Lünen

Lutz, Dr. Wolfgang
Leben ohne Brot. Die wissenschaftlichen Grundlagen der kohlenhydratarmen Ernährung.
Informed GmbH, Gräfelfing

Schmid, Reiner
Ölwechsel für Ihren Körper. Gesund, vital und schön mit naturbelassenen Ölen.
Verlag Ernährung & Gesundheit, Inning

Servan-Schreiber, David
Das Antikrebs-Buch. Was uns schützt: Vorbeugen und Nachsorgen mit natürlichen Mitteln.
Goldmann Verlag, München

Tschuschke, Volker
Psychoonkologie.
Schattauer Verlag, Stuttgart

Aus dem GRÄFE UND UNZER VERLAG

Coy, Dr. Johannes F. / Franz, Maren
Die neue Anti-Krebs-Ernährung.

Kraske, Dr. Eva-Maria
Säure-Basen-Balance.

Lange, Elisabeth
Paleo-Diät für Einsteiger.

Mosetter, Dr. Kurt / Probost, Thorsten / Simon, Dr. Wolfgang / Cavelius, Anna
Zucker. Der heimliche Killer.

Pfannebecker, Inga
Expresskochen Low Carb.

Schäfer, Christiane / Strehle, Sandra
Glutenfrei kochen und backen.

Schaenzler, Dr. Nicole / Bieger, Dr. Wilfried
Laborwerte.

Schaenzler, Dr. Nicole / Koppenwallner, Dr. Christoph
Leber und Galle reinigen und revitalisieren.

Seelig, Prof. Dr. Hans Peter / Meiners, Marion
Laborwerte klar und verständlich.

Spitz, Prof. Dr. Jörg
Superhormon Vitamin D.

Vormann, Prof. Dr. Jürgen / Tiedemann, Dr. med. Klaus
Die Anti-Alzheimer-Formel. Essen gegen das Vergessen.

Adressen, die weiterhelfen

Deutsche Gesellschaft für Onkologie e.V.
Rosenheimer Str. 6 – 8,
83043 Bad Aibling
www.dgo-info.de
Umfangreiche Informationen über komplementäre Krebstherapien.

Deutsches Krebsforschungszentrum
Im Neuenheimer Feld 280,
69120 Heidelberg
www.dkfz.de
Aktuelle Informationen zu den verschiedenen Krebsarten, Vorsorge, Diagnose und Therapie sowie zur Krebsforschung.

Stiftung Deutsche Krebshilfe
Buschstr. 32, 53113 Bonn
www.krebshilfe.de
Organisation zur Förderung der Prävention, Früherkennung, Diagnose, Therapie, medizinischen Nachsorge und psychosozialen Versorgung.

Zyagnum AG
Im Biotech-Park Pfungstadt,
Reißstr. 1a, 64319 Pfungstadt
www.zyagnum.com
Die Firma des Autors hat den EDIM-TKTL1-Bluttest entwickelt. Sie produziert und vertreibt Produkte zur Umsetzung der Anti-Krebs-Ernährung.

BioMed Fachklinik
76887 Bad Bergzabern
www.biomedklinik.de

Klinik im Leben
07973 Greiz
www.klinik-imleben.de

Österreich und Schweiz

Der Sonnberghof
Hartiggasse 4
A-7202 Bad Sauerbrunn
www.dersonnberghof.at
Ambulatorium für onkologische Rehabilitation von Menschen mit Tumorerkrankungen; mit angeschlossenem Gesundheitshotel.

Paracelsus Clinica al Ronc
Strada Cantonale 158
CH-6540 Castaneda
www.alronc.ch
Die Klinik im Tessin führt Ernährung, Bewegung und Entspannung nach dem Dr.-Coy-Prinzip vollständig und unter ärztlicher Kontrolle durch.

Internet-Links

www.darmkrebs.de
Informationsseite der Felix-Burda-Stiftung.

www.johannescoy.de
Informationen zu Dr. rer. nat. Johannes F. Coy, zur Bedeutung von TKTL1 und Antikrebsstoffen.

www.krebs-kompass.org
Hilfe und Unterstützung durch umfassende Informationen zu Krebserkrankungen. Mit Forum und Chat für Krebspatienten und deren Angehörige.

www.mamazone.de
Brustkrebs-Selbsthilfegruppe

www.prostatakrebs-bps.de
Selbsthilfegruppe

Bezug-Adressen

Alle im Buch genannten Zucker und Öle sowie das Ballaststoffpulver und der Laktatdrink sind unter folgenden Internet-Adressen erhältlich:

www.tavarlinshop.de
Shop des Autors

www.gesundheitsmanufaktur.de
Einige der Zucker sind auch in Apotheken und Reformhäusern erhältlich. Das MCT-Öl bekommen Sie ebenfalls im Reformhaus.

Sachregister

A

B

C

D

E

F

G

H

I

K

L

Rezeptregister

Impressum

Aktualisierte Neuausgabe von Die neue Anti-Krebs-Ernährung, GRÄFE UND UNZER VERLAG GmbH, 2012, ISBN 978-3-8338-2731-0

Projektleitung: Barbara Fellenberg (Neuausgabe), Corinna Feicht (Erstausgabe)
Lektorat: Angelika Lang (Neuausgabe), Sylvie Hinderberger (Erstausgabe)
Bildredaktion: Henrike Schechter
Covergestaltung und Layout: independent Medien-Design, Horst Moser, München
Herstellung: Petra Roth
Satz: griesbeckdesign münchen, Dorothee Griesbeck
Reproduktion: Repro Ludwig, Zell am See
Druck und Bindung: Schreckhase, Spangenberg

Printed in Germany

ISBN 978-3-8338-4834-6

1. Auflage 2016

GRÄFE UND UNZER

Ein Unternehmen der
GANSKE VERLAGSGRUPPE

Diesem Werk liegen Texte von Maren Franz zugrunde, die aus dem mit Dr. Coy gemeinsam verfassten gleichnamigen Werk, ISBN 978-3-8338-1663-5, stammen.

Die GU-Homepage finden Sie unter www.gu.de

Bildnachweis

Corbis: S. 2 u., 6, 8, 30; dpa Picture-Alliance: S. 4; F1online: S. 24, 49; Fotolia: S. 57, 60; GettyImages: S. 14; iStock: S. 5, U3, U4 u.; Kramp + Gölling, Hamburg: S. 3, 64, 76, 84, 86, 92, 94 (alle), 97 (alle), 98, 99, 100, 101 (alle), 102, 104, 106, 107, 108, 110, 112 (alle), 114, 116, 117, 118, 120, 121, 123, 124, 126, 128, 130, 131, 133, 135; Mauritius: S. 52; shutterstock: S. 20, 22, 29, 40, 45, 50, 68, 80, 82, 90, U2, vordere Innenklappe (alle), hintere Innenklappe (alle); Stockfood: S. 32, 43, 62, 72; Stocksy: U4 o.
Coverfoto: Horst Moser, München
Illustrationen: Niloofar Bijanzadeh: S. 13, 19

Syndication:
www.jalag-syndication.de

Wichtiger Hinweis

Die Gedanken, Methoden und Anregungen in diesem Buch stellen die Meinung bzw. Erfahrung des Verfassers dar. Sie wurden vom Autor nach bestem Wissen erstellt und mit größtmöglicher Sorgfalt geprüft. Sie bieten jedoch keinen Ersatz für persönlichen kompetenten medizinischen Rat. Jede Leserin, jeder Leser ist für das eigene Tun und Lassen auch weiterhin selbst verantwortlich. Weder Autor noch Verlag können für eventuelle Nachteile oder Schäden, die aus den im Buch gegebenen praktischen Hinweisen resultieren, eine Haftung übernehmen.

Umwelthinweis

Dieses Buch wurde auf PEFC-zertifiziertem Papier aus nachhaltiger Waldwirtschaft gedruckt.

QUALITÄTS GU GARANTIE

Liebe Leserin, lieber Leser,

haben wir Ihre Erwartungen erfüllt? Sind Sie mit diesem Buch zufrieden? Haben Sie weitere Fragen zu diesem Thema? Wir freuen uns auf Ihre Rückmeldung, auf Lob, Kritik und Anregungen, damit wir für Sie immer besser werden können.

GRÄFE UND UNZER Verlag
Leserservice
Postfach 86 03 13
81630 München
E-Mail:
leserservice@graefe-und-unzer.de

Telefon: 00800 / 72 37 33 33*
Telefax: 00800 / 50 12 05 44*
Mo–Do: 9.00 – 17.00 Uhr
Fr: 9.00 – 16.00 Uhr
(gebührenfrei in D, A, CH)*

Ihr GRÄFE UND UNZER Verlag
Der erste Ratgeberverlag – seit 1722.

www.facebook.com/gu.verlag